U0880112

肺功能检查实用指南

Practical Guide to Pulmonary Function Testing

主　编　郑劲平　高怡

编　者（以姓氏笔画为序）

安嘉颖（呼吸疾病国家重点实验室　广州医学院第一附属医院）
刘文婷（呼吸疾病国家重点实验室　广州医学院第一附属医院）
张清玲（深圳大学第一附属医院）
郑劲平（呼吸疾病国家重点实验室　广州医学院第一附属医院）
高　怡（呼吸疾病国家重点实验室　广州医学院第一附属医院）
虞欣欣（呼吸疾病国家重点实验室　广州医学院第一附属医院）
颜文森（呼吸疾病国家重点实验室　广州医学院第一附属医院）

人民卫生出版社

图书在版编目(CIP)数据

肺功能检查实用指南/郑劲平等主编. —北京:人民卫生出版社,2009. 4

ISBN 978 -7 -117 -11302 -1

Ⅰ. 肺…　Ⅱ. 郑…　Ⅲ. 肺 - 功能 - 检查　Ⅳ. R332. 2

中国版本图书馆 CIP 数据核字(2009)第 024314 号

人卫智网	www. ipmph. com	医学教育、学术、考试、健康, 购书智慧智能综合服务平台
人卫官网	www. pmph. com	人卫官方资讯发布平台

肺功能检查实用指南

主　　编: 郑劲平　高　怡
出版发行: 人民卫生出版社(中继线 010 - 59780011)
地　　址: 北京市朝阳区潘家园南里 19 号
邮　　编: 100021
E - mail: pmph @ pmph. com
购书热线: 010 - 59787592　010 - 59787584　010 - 65264830
印　　刷: 三河市尚艺印装有限公司
经　　销: 新华书店
开　　本: 850 × 1168　1/32　印张: 7. 75
字　　数: 194 千字
版　　次: 2009 年 4 月第 1 版　2025年 5 月第 1 版第 16 次印刷
标准书号: ISBN 978 - 7 - 117 - 11302 - 1
定　　价: 19. 00 元
打击盗版举报电话: 010 - 59787491　E - mail: WQ @ pmph. com
质量问题联系电话: 010 - 59787234　E - mail: zhiliang @ pmph. com

前言

肺功能检查是临床上胸、肺疾病及呼吸生理的重要检查内容，广泛应用于呼吸内科、外科、儿科、麻醉科、流行病学、运动医学、潜水及航天医学等。对于早期检查出肺和气道病变、诊断气道病变的部位、鉴别呼吸困难的原因、评估疾病的病情严重程度及预后、评定药物或其他治疗方法的疗效、评估胸肺手术的耐受力、评估劳动强度及耐受力以及对危重患者的监护等，肺功能检查均有重要的临床指导意义。近年中华医学会呼吸病学分会发布的“慢性阻塞性肺疾病诊治指南”、“支气管哮喘防治指南”、“咳嗽诊断与治疗指南”等疾病的诊治指南中，均将肺功能作为这些疾病诊断和严重度分级的重要指标，甚至是金标准。

目前肺功能检查已在我国大中型医院普遍开展。在医院等级评定的标准中，卫生部要求二等甲级以上的医院均应开展肺功能检查。随着我国社区医疗工作受到越来越多的重视，基层及社区医院的肺功能检查也必然开展得越来越广泛。卫生部已将肺功能检查列入“面向农村和城市社区适宜卫生技术推广十年百项计划”进行推广，但笔者近年曾对我国肺功能临床应用的现状进行了调查，发现我国肺功能的开展极不平衡，特别在中小型医院肺功能的临床应用很多处于空白状态，即使在部分大型教学医院，其肺功能检查的质量控制也亟待提高。虽然近年我国相继出版了一些肺功能检查的书籍，但至今仍缺乏简单、明了、易懂、实用性好，特别适用于基层医院及新开展肺功能检查医院的指导用书。

我们作为卫生部“适宜卫生技术推广十年百项计划项目”的推广单位，在多年的肺功能检查、研究和国家级继续医学教育项目“全国肺功能学习班”的教学中，深切感受到基层临床工作者对出版肺功能检查实用指南的迫切要求。

鉴于上述原因，我们组织编撰了此书。本书着重紧密结合临床，对肺功能实验室的建立及物品人员配备、肺功能检查中的交叉感染防控、基层医院最常用的肺功能检查（通气功能检查、支气管激发试验、支气管舒张试验、简易峰流量测定）的操作方法和质量控制、肺功能结果的解读和报告的签发、临床实例分析及如何选购肺功能检查仪器等内容进行了详细介绍，以作为临床工作指引供读者在实际工作中参考应用。本指引可配合我们编写的“肺功能专题学习网站”的内容一起使用。

由于编者水平有限，并且肺功能检查的发展不断推陈出新，书中难免存在一些不足、甚至错误之处。敬请各位同道及读者不吝赐教，将在今后的修订中加以完善。

郑劲平　高怡

2009 年 3 月 2 日于广州

目录

第一章 肺功能检查：回顾与展望

呼吸生理功能研究的迅速进展是近代医学科学的重要成就之一。疾病的诊断从病理诊断、病因诊断进一步深入至机体器官、组织的功能诊断，而且更趋完善。胸部X线影像、电子计算机断层扫描（CT）、呼吸组织病理及免疫组化等检查反映的是静态组织学改变，而呼吸生理却是研究活体的动态功能学改变。生理功能的维护与修复是疾病诊治的重要环节。

肺功能检查是运用呼吸生理知识和现代检查技术来了解和探索人体呼吸系统功能状态的检查，是临床上胸、肺疾病诊断、严重度评估、治疗和预后评估的重要检查内容，广泛应用于呼吸内科、外科、麻醉科、儿科、流行病学、潜水及航天医学等领域。

由于肺功能检查的内容和方法众多，限于篇幅，本章简略回顾了肺功能研究和临床应用的发展历程，并展望了肺功能今后的发展方向，以冀帮助读者对肺功能检查有一个初步的了解。

一、肺功能检查技术的发展

肺功能检查与临床研究已有数百年的历史。从最初的肺容量检查逐渐发展至呼吸流量检查、肺内气体交换检查、呼吸动力学检查、运动心肺功能检查等多种检查项目和方法，检查技术也不断推陈出新。肺功能检查的发展，是肺功能检查指标、检查技术、检查方法的不断创新和完善的过程，是临床应用经验不断积累的结果，更是检查技术和临床应用结合越来越紧密的结果。了解肺功能检查技术的发展有助于肺功能检查更好地应用于临床和科学研究。

（一）肺活量和呼吸流量检查

最早的肺功能研究记录可追溯到1679年，Borelli通过气囊集气法进行了呼出气容积的测量。1718年，James Jurin在堵塞鼻孔后向一囊内吹气，测得自己的肺活量为3610ml，潮气量为650ml。此后，肺容积的测定由于测试仪器的发明和改进得到了较大进展。1749年，Daniel Bernonilli描述了水置换的肺量计。1813年，Edward Kentish设计带刻度的钟形罐倒置在水浴器内，对健康人和患者进行了肺容量测定。1846年，肺量计的鼻祖Hutchinson在伦敦首次正式提出肺活量的概念，并运用水封式重量抵消的肺量计对4000人进行详细的测定，发现肺活量与身高相关，并可随着年龄增长、体重增加而改变，同时提出心肺疾病如肺结核病、心力衰竭等疾患可致肺活量下降。1904～1916年，Tissot Bohr与Krogh相继设计出更高级的备有图形记录装置的密闭式肺量仪，提高了测定的准确度和精密度，其中一些仪器一直沿用至今。

1919年，Strold首先注意到呼气容量与受试者呼气努力的程度有密切关系，提出了用力呼气肺活量（FVC）这一概念和测定方法。在此基础上，1947年，Tiffaneace首先提出第一秒用力呼气容积（FEV_1）这一指标，由于其测定简便、重复性好，对临床的指导意义重大，至今一直是肺功能检查最重要的指标之一。1966年，Boren等对站位、坐位、半卧位与仰卧位等不同体位与肺容量的关系进行了细致的测定。1979年，Cotes指出了性别对肺容量的影响。肺活量和呼吸流量检查是目前临床最常用的肺功能检查。

1932年，首先由Jansen等提出最大呼吸量（MBC）测定。1933年，Hermannsen直接测定了最大分钟通气量（MVV）。

1945 年，Warring 对 MVV 测定进行了改良，将测定时间缩短为 30 秒。1968 年，Otis 等分析 MVV 检查中频率与容量的关系，认为呼吸频率宜 120 次/分，每次呼吸的容量为 30% 肺活量（VC）为最适宜。此后，Miller 又发现正常人呼吸频率在 60～120 次/分之间所得测定值的差异甚少。1978 年，Ferris 报道了 FEV_1 与 MVV 的关系，提出了 MVV－FEV_1 ×35 这一被广泛采用的函数关系。

（二）其他肺功能检查

除上述肺活量和呼吸流量检查外，残气容积、弥散功能、气道阻力、运动心肺功能等检查予以相继开发和应用于临床。

1. 残气容积　1680 年，Borelli 注意到最大呼气末仍有部分气体残留在肺内不能被呼出的现象，提出了残气容积（RV）的概念。1800 年，Davy 以氢气作为指示气体通过密闭式气体稀释法进行残气容积测定。1918 年，Lundsgarrd 提出氮气（N_2）冲洗法测定残气容积，1940 年，Darling、Cournand 和 Richards 创造并完善了开放式稀释法测定残气容积。1949 年，Menely 报道，将惰性气体-氦（He）作为指示气代替了氢进行 RV 测定，消除了氢气易燃的危险性。1956 年，DuBois 提出体积描记测定技术，并在 1960 年以后应用于残气量测定。

2. 弥散功能检查　1915 年，Krogh 报道应用单次呼吸法检查肺弥散功能。至 1950 年，Forster 和 Olgilvie 对 Krogh 提出的弥散功能检查方法进行了改进，之后被广泛应用于临床检查。至今弥散功能检查已发展了一口气呼吸法肺弥散功能（D_LCO-sb）、慢呼吸法、CO 吸入量法、恒定状态法、重复呼吸法以及膜弥散功能测定等多种方法。

3. 气道功能检查　1955 年，Leuallea 和 Fowler 提出最大呼气中期流量（MMEF）测定，1967 年，Gotd 证实支气管哮喘患者肺弹性回缩力减弱伴随着胸廓弹性回缩力的改变和气体滞留构成肺脏过度充气。此后 Gaensler 介绍了气速指数的概念。1967 年，Dollfuss 提出小气道疾病概念与小气道功能的特点。其后小气道功能的检查方法，如闭合气量（CV）、闭合总量（CC）、用力呼气流量曲线（MEFV）和肺动态顺应性等测定方法也相继出现。1972 年，Macklem 发现小气道功能在评估慢性气道阻塞性疾患中具有重要意义，其早期病变位于小气道。20 世纪 50 年代，Tiffeneace 等提出气道高反应性检查可用于哮喘的诊断和严重程度的评价。

4. 气道阻力　1949 年，Buytendijk 研究并应用了食管气囊技术检查气道阻力。1956 年 Dubois 等介绍了体积描记法和强迫振荡法（FOT）测定气道阻力的方法。20 世纪 60 年代后期 FOT 逐步发展了单频振荡、多频振荡、伪随机噪声振荡，随机噪声振荡及脉冲振荡（IOS）等技术。此外，口腔阻断法、呼吸机压力检查法等气道阻力测定方法也相继应用于临床和科研。

5. 运动心肺功能　1973 年，Wasserman 等报道了气体代谢变化的参数，同年 Bruce 等报道了多级踏板运动试验，继而由 Stuart 和 Ellesed 继续研究，提出改良的 Bruce 踏板方案，并被临床广泛应用。1975 年，Jones 介绍了运动试验在呼吸系统疾病中的应用，1982 年，Weber 报道了数百例慢性心力衰竭患者运动试验的经验。

6. 分侧肺功能　1957 年，Bergan 用 Carlens 氏导管测定分侧肺功能，通过在气管插入双腔管道，分别插入至左主支气管和右主支气管，球囊注气后直接堵塞一侧主支气管，测定另一侧气道相应的肺功能。而在 1951 年，Ketty 首次提出利用放射性惰性气体作为示踪气体，研究肺功能的理论。该理论随后得到较大发展，1955 年 Knipping 等和 1962 年 Ball 先后建立了应用放射性氙气（^{133}Xe）进行局部肺通气和肺血流测定的方法。1963 年，Taplin 首次建立了肺灌注显像。目前，同位素检查是分侧肺功能检查的最重要方法。

二、肺功能设备的发展

早期的肺功能检查设备非常简单，仅用气囊收集呼出气，然后计算呼出气量。此后，经过肺功能学者的不懈努力，相继开发了以测定呼吸容量为首要指标的容量型肺量计，如水置换的肺量计、重量平衡的水封式肺量计，带有图形记录装置的水封式肺量计等。20 世纪 60 年代以后，由于电子元件的不断发展，肺功能仪器也日趋精密和完善。水封式、风箱式、滚筒干封式肺功能仪等容量型肺量计不断更新。

随着生物工程学的发展和电子计算机的应用，呼吸流量的测定变得更为精确、简便和快捷，流量检测的方法得到较快的发展。流量传感器的类型也多种多样化，如从早期的转叶型、热敏电阻型和比托管型的流量计测定，逐渐发展为目前应用较为广泛的层流压差式流量传感器（pneumotach）和热线式流量传感器（hot wire）、涡轮转叶式传感器（vortex transducer）、超声传感器（ultrasonic transducer）等。流量的时间积分即为呼吸容量，测定流量可换算为呼吸容量，从而流量型肺量计替代了容量型肺量计，成为目前肺功能仪的主流。

肺功能仪中的气体分析设备，主要用于测定呼吸气体的成分（定性分析）和气体浓度或压力（定量分析）。早期主要是采用化学方法分析，而现代的气体分析仪已发展为多种多样，如顺磁式气体分析仪、电阻式分析仪、电化学分析仪、质谱仪、气相色谱仪、红外线气体分析仪、超声分析仪等。初期的气体分析主要采用集气法作平衡气体分析，现代的肺功能仪则通过快速响应的气体分析器实时测定气体的浓度变化。

由于计算机的应用促使检查方法更为精确、简便、快速。一些计算比较复杂的检查方法，如体积描记法（测定气道阻力和肺容量）和强迫振荡法（测定呼吸阻抗）、呼出气体成分及浓度分析等，可实现实时数据处理和自动控制，并且得到了较好的发展，为临床上的应用提供了有利的条件。随后也出现了一些新的检查方法，如无创性心排出量测定、能量代谢、床边肺功能监测等，对正常预计值的计算变得完全自动化，还能按需要选择和编辑预计值的计算方程式。多数肺功能仪能提供结果的自动分析、判断和管理的软件，方便了临床的工作。

三、肺功能质控标准的发展

肺功能检查发展到 20 世纪 70 年代，其临床应用已日益广泛，但随之而来的检查质量参差不齐，结果相互之间的可比性较差等问题也日渐突出，检查方法的规范化成为急需解决的问题。一些国家和地区先后提出了肺功能检查的质量控制和操作规范指南。表 1-1 所列的是美国胸科协会（ATS）和欧洲呼吸学会（ERS）提出的部分肺功能指南。其中，2005 年 ATS 和 ERS 专家委员会共同制定的联合指南共有 5 部分，包括肺功能检查的一般问题、肺量计的检查标准化、肺容量检查标准化、一口气法 CO 肺弥散功能检查标准化以及肺功能结果的解读策略等，以期统一肺功能的测定和判断标准。

其他的一些国家和地区，如加拿大胸科学会（CTS）、澳大利亚和新西兰胸科协会（TSANZ）、香港肺科学会等也有各自的肺功能指南。国际呼吸论坛（FIRS）肺功能专责小组也针对第三世界的现状正在起草适合第三世界和贫困落后地区肺功能检查的指南。

肺功能检查的质量控制也引起了我国肺功能研究人员的重视，如郑劲平等相继在中华结核和呼吸杂志发表了加强肺功能质量控制的文章。上述的工作为现代肺功能检查的质量控制和更好地临床应用奠定了基础。

表 1-1 美国胸科协会（ATS）和欧洲呼吸学会（ERS）提出的部分肺功能指南

学会	年代	指南
ATS	1979 年	首次制定肺量计检查的操作规范指南
	1987 年	修订更新肺量计检查的操作规范指南
	1991 年	对如何选择肺功能正常值和解释肺功能结果制定了指南，对肺功能的损害性质和严重程度提出评估意见
	1995 年	再次更新肺量计操作规范指南
	1999 年	醋甲胆碱激发试验和运动激发试验的操作规范指南
	2002 年	呼吸肌肉功能测试指南和 6 分钟步行测试指南
	2003 年	联合美国胸科医师协会（ACCP）制定了运动心肺功能检查指南
	2005 年	联合 ERS 专家委员会共同制定了联合指南
	2007 年	学龄前儿童的通气功能检查的质控标准
ERS	1983 年	首次制定肺功能检查指南，并于 1993 年更新了该指南
	2000 年	制定间接性支气管激发试验的指南
	2005 年	联合 ATS 专家委员会共同制定了联合指南

四、我国肺功能研究发展的概况

在我国，肺功能检查的研究与应用尽管相对较晚，但也已有 70 年历史。1939 年，蔡翘等首先报道大学生及中学生肺活量的测定。1951 年，吴锦秀测定 6414 名健康学生的肺活量。1956 年，吴绍青等发表了通气功能检查方法以及中国人通气功能的数据。此后，吴绍青、张仲扬、汪士、高启文、何国钧、薛汉麟、王鸣歧、陈民孝等许多医学工作者对肺功能的研究和临床应用做了大量的工作，开展了时间肺活量测定、残气容积测定、最大通气量测定、分侧肺功能测定等项目。1979年卫生部在杭州举办了“全国肺功能学术讲座”，促进了肺功能检查的普及开展。20 世纪 80 年代初期，肺功能检查在临床中的应用逐渐普及，钟南山等介绍了简易支气管激发试验方法，建立了成人和儿童的最高呼气流量（PEF）正常值，穆魁津等领导的首次全国肺功能正常值调查也于20 世纪 90 年代初完成。特别是在医院建设步入分级管理后，国家规定二等甲级以上的医院必须能开展肺功能检查项目，客观上促进了肺功能检查的临床应用。此后，为了配合临床研究的需要，逐渐开展了气道反应性检查、肺弥散功能检查、呼吸肌肉功能检查、运动心肺功能检查等项目的检查。

1961 年，吴绍青编著了我国第一部肺功能检查的专著《肺功能测验在临床上的应用》。1992 年，穆魁津等编写了专著《肺功能检测原理与临床应用》和《全国肺功能正常值汇编》手册。2004 年，朱蕾等编写了《临床肺功能》。2007 年，郑劲平等编撰了《肺功能学-基础与临床》。这些专著的出版对推动我国肺功能检查的临床研究、应用和推广起了非常积极的促进作用。

但是，目前肺功能检查在我国的开展和临床应用仍有诸多问题有待解决，特别是肺功能检查方法的选取、肺功能检查的质量控制、肺功能的正常值选用、肺功能检查结果的解释、肺功能检查在基层医院、社区医院的开展等。

五、今后肺功能研究的发展方向

随着社会的进步和新技术、新方法的发展，肺功能检查的临床应用范围将更广泛，也将对临床有更好的指导价值。

（一）现有肺功能仪器的改进

目前的肺功能仪器有慢肺活量、残气量、弥散、气道阻力、能量代谢、运动心肺功能检查等多种测试用途，研究者根据其研究目的的不同而组合选购，由于从不同的侧面反映呼吸功能的改变，因而全面和系列的肺功能检查是今后肺功能研究的方向之一。

现有的大型肺功能仪只适用于受试者到肺功能室进行检查，不便于病床旁监测、患者家中或门诊医师办公室等场所的检查。因此，简单化、小型化（甚至口袋型）的肺量计是今后需求的另一个方向，尤其是现在电话和电脑网络的普及，肺量计检查的结果可实时通过电话线甚至无线网络传送到医师办公室，有利于对患者及时监测和指导。

（二）无需受试者配合

现有的大多数肺功能检查均以受试者的呼吸作为信号源进行检查，因此不可避免地受到受试者的影响，尤其用力肺活量检查，受试者的配合是成功检查的最关键一环。但对于一些年老、年幼、体弱、意识障碍等患者，这些检查就无法进行。因此开发一些无需或尽量减少受试者配合的肺功能检查项目是今后发展的方向之一。

目前强迫振荡技术检查呼吸阻抗，除了受试者作为信号源外，另外在其气道上增加一个压力信号源，从而了解受试者平静呼吸中的呼吸阻抗的改变，受试者配合的要求较少。

婴幼儿由于无法进行自主最大努力的呼吸，在其胸腹部穿上一个可充气的夹克背心，在人工充气后挤压胸腹部，模拟用力呼气动作，也可检查出类似用力呼吸的肺容量和流量改变。

（三）新理论、新方法的探索

新的超声传感技术，除能测定呼吸气流的大小和方向以外，根据不同气体分子对超声反射的差异，也能同时测量呼出气体的成分和浓度，同一传感技术将可用于通气、弥散、残气等多种用途检查。

与传统的经口、鼻呼吸道连接直接测定呼吸流量容量的方法不同，通过在胸腹部体表置放标志物或传感器的方式来反映呼吸动度，进而测定呼吸容量改变，或根据呼吸气流通过支气管树时发出的振动信号，经计算机处理后转化为动态信号，反映气道结构和功能的改变等研究技术正在探索中。这些技术由于是非侵入性的检查，无需受试者的配合，将可应用于危重症患者、老人及依从性较差的患者，并可作为连续监测使用。

（四）临床研究

将目前已有或正在开发的肺功能检查技术，应用于各种呼吸道疾病如支气管哮喘、慢性阻塞性肺疾病（COPD）、间质性肺部疾病、肺部肿瘤、外科手术术前评价等临床工作中，是肺功能研究的最终目的。

（郑劲平）

第二章 肺量计的构造和工作原理

肺功能检查是医学计量测定。开展肺功能检查，了解肺功能仪的构成和工作原理，将有利于根据不同的仪器特性和临床需求选购肺功能仪；有利于仪器正确的使用与保养，有利于发现和排除肺功能仪出现的技术故障，避免因仪器的固有缺点造成的系统误差而影响检查结果的分析，并对测定的伪差做出准确的判断，有利于更为准确地评估患者的肺功能状况。

肺功能检查的仪器主要由肺量计、气体分析仪及压力计组成。测定的基本物理参数主要有：①容积（如潮气量、肺活量、功能残气量等）；②流量或流速（如最高呼气流量、第一秒用力呼气容积、最大用力呼气中期流量等）；③压力（如最大吸气压、最大呼气压等）；④时间（分钟、秒）；⑤气体分析（氮气、氦气、一氧化碳、二氧化碳、氧气等）。通过它们的组合，可对肺功能的大多数指标，如肺容积、通气、弥散、呼吸肌肉力量、氧耗量、二氧化碳产生量等做出测定。肺量计（spirometer）是指用于测定肺的气体容积或流量的仪器。由于肺量计是肺功能检查中最为常用的仪器，因此在本章主要介绍肺量计的构造和工作原理。

一、容量与流量的互换

依物理学定律，设某一瞬间的体积流量为 $\dot{Q}$，一定时间 t 内流过的流体的体积为 V，则有 $V = \int \dot{Q}dt$ 或 $\dot{Q} = dV/dt$，而体积流量是流体流量为 $\dot{V}$ 与流经截面积为 A 的乘积，即

$\dot{Q} = A \times \dot{V}$，可见流量与容量可相应转换，通过测定吸入、呼出气体的流量及吸入、呼出气体的时间可求出吸入、呼出气体的容量。反之亦然。

二、容量测定型肺量计

容量测定型肺量计直接测定呼吸气体的容量，流量可经间接计算得出。

（一）水封式肺量计

水封式肺量计是最早发展和应用的肺量计，可直接测量呼吸气体的容量。其结构简单，但测量指标较少，流量参数不能自动转换得出，所测容量应换算为体温标准大气压饱和水蒸气容积（BTPS）状态。目前较少使用，仅在一些基层医院或生理学实验室中尚有使用，如 Collins 肺量计（图 2-1）。钠石灰是 CO_2 吸收剂，鼓风机为了减少机器的阻力，容量的变化记

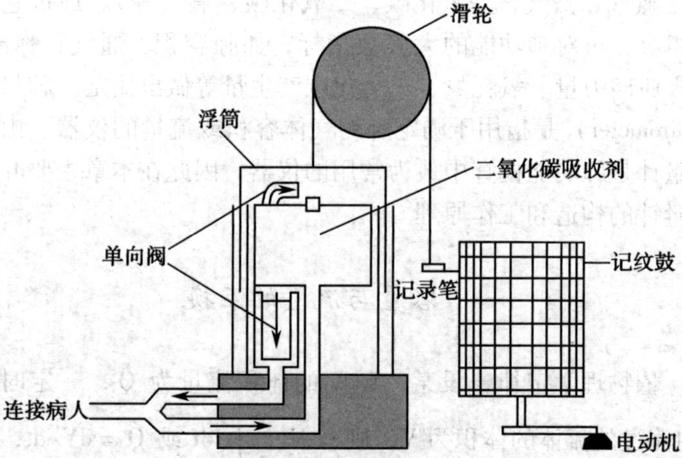

图 2-1　Collins 水封式肺量计示意图

录于记纹鼓，这种设备的无效腔量较大，一般为6～8L。

由水将浮筒内外分隔，带有单向阀的管道与盛有 CO_2 吸收剂的容器相连，浮筒内与患者以密封回路方式相连。浮筒经一滑轮悬拉，连至另一端与记录笔相连，记录笔可将浮筒位置的改变记录于记纹鼓上。当患者从浮筒中吸气或呼气时，记录笔垂直上下移动，移动的幅度取决于吸气或呼气的容量大小。

记纹鼓与一电机相连，电机转动时记纹鼓转动的速度恒定，并可选择不同速度。描记笔的水平运动为描记图的时间轴，而描记笔的垂直运动为描记图的容量轴，测试中描记出时间-容量曲线，从中可求出多个容量及流量参数。

（二）干式滚桶式肺量计

患者呼出的气体驱使活塞移动，活塞由滚桶样的密封器与圆桶密封（图2-2）。电压计检测活塞的移动，活塞移动时产生的电压信号可反映移动量的大小，间接反映呼吸气体容量。活塞面常较大，以减少活塞运动时的机械阻力。

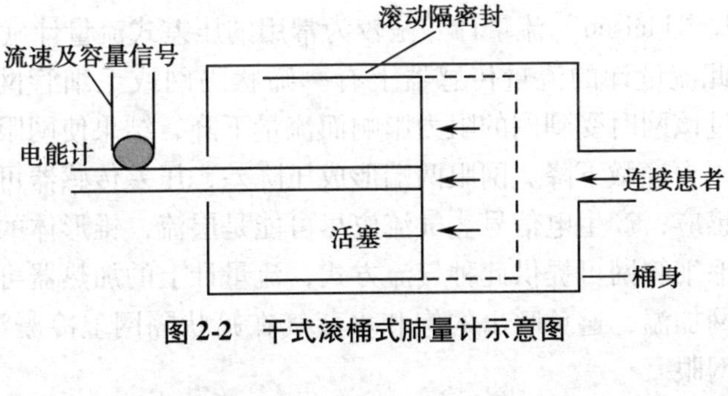

图2-2　干式滚桶式肺量计示意图

容量型肺量计为密封式设计，有重复呼吸的管道，无效腔量较大，并易发生交叉感染。新一代的干式滚筒式的肺量计在储存气体的内部安置了自动消毒（如紫外线消毒）装置，对减少交叉感染有一定的帮助。

三、流量测定型肺量计

流量式肺量计则先测出流经截面积一定的管路的流体速度，然后求出流量，再作时间积分转换为呼吸容量。流量计是流量测定型肺量计的关键部件，依据流量测定的原理可分为压差式、热敏式、涡流式、超声式等流量计。

（一）压差式流量计

利用在一定形状的流通管道中气流的压力降与流速的依从关系测定流量。压差式传感器包括两部分构成：①流量传感器：根据流经该传感器的气流速度大小不同，在传感器两端感应出相应的压力差，即压差信号；②压差传感器：将与流量成一定比例关系的压差信号转换成一定的电信号，经处理后以数字或曲线图形显示。流量通过越快，压力降越大，则产生压差电信号越强。

压差传感器的常用类型：

1. “Fleisch”流量计　是较为常用的压差式流量计（图 2-3）。此流量计的流量传感器上有一筛状隔网或毛细管网，气流通过该网时受到网的阻力影响而流量下降，结果使网眼另一端的压力轻微下降。网眼两端形成压降差，压差传感器可将此压差感应，产生电信号。气流应尽可能是层流，锥形体的保护网及毛细管网可提供此种气流方式，流量计上的加热器可使毛细管网加温，避免呼出的饱和水蒸气在筛状隔网上冷凝沉积，阻塞网眼。

2. 比托管流量传感器　是利用安装在流体运动方向上的两根直管产生的压差来测量呼吸气体的流量（图 2-4），去除了压差网后使传感器的重量减轻、减少了无效腔量和阻力。注意呼出气中如有唾沫等有可能堵塞测量孔，影响测定的准确

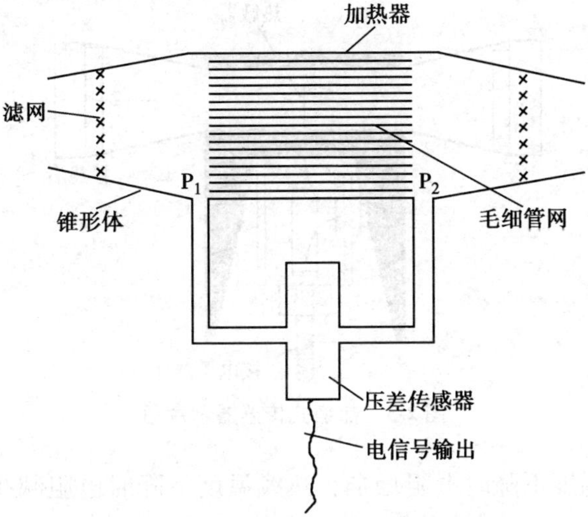

图 2-3 “Fleisch Pneumotach”压差式肺量计

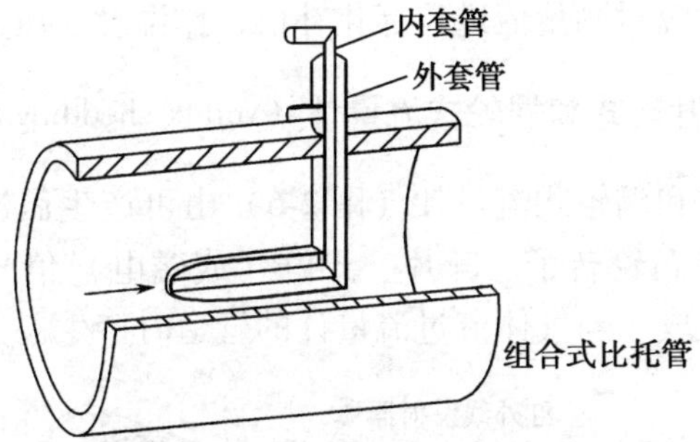

图 2-4 比托管压差式流量计

性，需要保证比托管的清洁。

（二）热敏式流量计

依据热量传导与气体流量相关的原理而设计（图 2-5）。核心部分为温度依赖性电阻元件热线或热珠。接通电源时该元件加温，当气流通过热敏件时可使其温度下降，并改变电阻

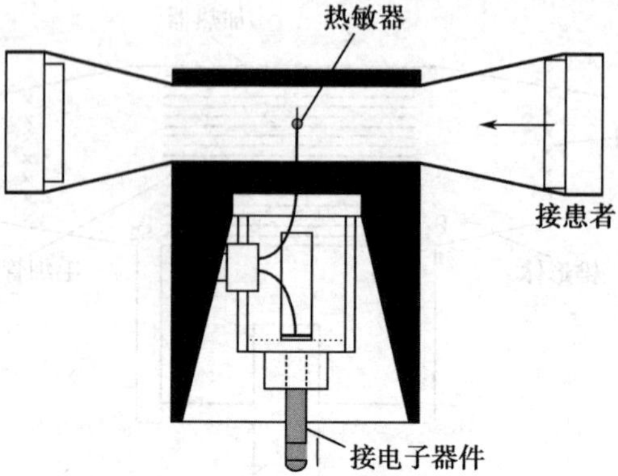

图 2-5　热敏式传感器示意图

（热珠温度下降时电阻增加，热线温度下降时电阻减少）。维持热线温度的电流的改变与气体流量成正比。在环境温度、压力与标定温度、压力相差较大时其流量（或容量）测定值可发生偏差，应对测量值进行标化补偿，作温度、压力修正。

（三）叶轮式和涡轮式流量计（vortex shedding）

叶轮式和涡轮式流量计（图 2-6）由可产生涡流气流的管道、叶轮或涡轮转子、叶片、光电（或磁电）信号发射器及其接收器组成。当气体流过流量计的管道时产生一个螺旋状的

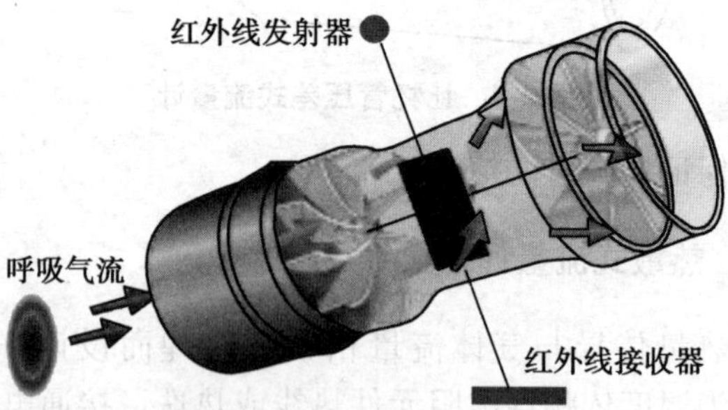

图 2-6　涡轮式传感器结构图

气流运动，从而推动涡轮转子和叶片的旋转，红外线发生器发出的光束被旋转运动的叶片所中断，从而可将机械转动信号转换成电信号输出，计算出转数。转动部件（叶轮或涡轮）的转动速度与流体速度成正比。新一代的涡流传感器通过运用新材料，减轻转叶重量减少惯性，并且使用摩擦力很少的转子和轴承，使轴承上轴子转动的摩擦力几乎为零，减少阻力。从而大大提高流量计的敏感性和准确性。

（四）超声式流量计

超声式流量计（图 2-7）有两组超声波发生器和接收器，其方向相反。当气流通过流量计管道时，与气流同向的超声信号传导加快，而与气流反向的超声信号则传导减慢。通过比较顺流和逆流时超声信号传导的时间可反映气体的流量。传导时间差异越大则通气流量越大。新一代的超声传感器除能测定气体流量外，还可同时测定气体的成分，因而可同时做残气、弥散等功能测定，简化肺功能仪器装置。

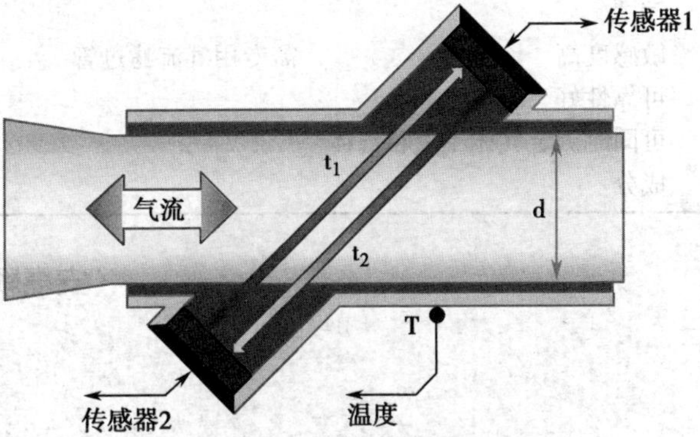

图 2-7　超声传感器示意图

各种类型的肺量计流量传感器的比较见表 2-1。

表 2-1　肺量计流量传感器特性的比较

传感器	优　点	缺　点
压差式	准确度高 敏感度较高 漂移少 与气体导热性无关	受隔网影响，气流阻力稍大 高流量测定时误差偏大，常需电脑作矫正 受气体黏滞度影响，呼吸氦气与氮气的流量有所差异
热敏式	灵敏度较高 准确性较好 气流阻力小 不受气体黏滞度变化的干扰	易损耗 易受环境温度变化影响 污物沾染后不易清洗 易发生基线漂移 与气体导热性有关 低流量时线性反应稍差
涡轮式	结构简便 费用低廉 不受环境温度的影响 测量精度及敏感性在可接受范围	叶轮轴承摩擦阻力及叶片惯性力影响传感器的精度 需确保无杂质阻塞转叶的自由转动
超声式	敏感度高 可靠性好 可同时测定气体流量和气体成分	需专用气流滤过管

（安嘉颖）

第三章　肺功能室的设置、物品配置和人员职责

为保证能够准确地反映患者疾病的真实状态，肺功能检查必须达到一定的质控要求及环境要求。因而建立肺功能实验室并配置熟悉呼吸生理知识的医务人员及相应的仪器设备是开展肺功能检查的首要条件。

一、肺功能室的场地环境要求

肺功能室房间的大小可依据检查仪器和检查项目的多少、检查对象以及各医院的实际情况而配置，但应注意以下因素：

（一）应有良好的通风设备

由于肺功能检查主要是让受检者反复做呼吸或是用力深呼吸的动作，而呼吸道传染性疾病（如结核、急性传染性非典型肺炎、流感等）可通过呼吸道传播。因此，室内通风良好可稀释空气中感染气溶胶的悬浮浓度，减少呼吸道疾病交叉感染的机会。检查室最好有窗户并且能够有新风流动。如果是中央管道送风的实验室，其通风量必须充足，空气过滤器滤网也应定期清洗。

（二）场地不宜过于窄小

每个肺功能室面积应不小于 $10m^2$。受检者与检查人员之间保持一定距离也是减少呼吸道疾病交叉感染的重要措施之

一。另外，如果有多台肺功能仪并且场地宽敞，不同的检查仪最好独室放置，以减少多个患者同时检查时的相互影响。

（三）室内的温度、湿度应当相对恒定

一方面，多数肺功能仪对检查的环境温度、湿度有一定的要求，若超出工作范围，仪器的误差则会增大甚至不能正常工作；另一方面，宜人的温度、湿度会使受检者感觉良好，有利于其对检查的配合。因此，肺功能室最好有温度和湿度控制的设备，保证肺功能室的环境参数稳定，最理想的温度为 18～24℃，湿度为 50%～70%。

（四）室内环境宜安静

因操作人员需指导及不断提醒受检者测试的动作，嘈杂的环境不利于受检者的配合，易影响检查结果。无关人员不应进入肺功能检查室。

（五）候诊区设置

如果场地许可，最好设置一个舒适的候诊区，让待诊者观看检测演示录像，并根据录像提示练习呼吸动作，以便受试者尽快掌握检测动作要领，正确配合检查，获得可靠结果，并缩短检查时间。

（六）易于抢救

肺功能室最好设在易于抢救患者的地方（如靠近病房），因为肺功能检查也有一定的危险性。部分医院的检查室设置在功能检查科并且远离病房和急诊室，则需加强抢救药物、设备和医护人员的配备。

二、肺功能室仪器和物品的配置

（一）肺功能仪

肺功能仪是肺功能检查的必需设备，有便携式、台式、组合式大型肺功能仪等不同型号和配置。其中，肺量计是所有肺功能室都必须配备的，而弥散功能仪、残气测定仪、体积描记仪、运动心肺仪等设备则可根据各自医院的实际情况和检查规模进行配备。

（二）标化仪器的设备

1. 温度计、湿度计、气压计　用于测量肺功能室检测当天的温度、湿度、大气压的计量器，以标化肺功能参数，如将气体容积转换为体温、标准大气压、饱和水蒸气（BTPS）状态。

2. 容量定标筒　用于校准肺量计的容量和流量，一般推荐用3.000L。

3. 气体瓶及标准气体　标准气体的成分和浓度依据不同的检查和设备要求而定，如配备21.93%的氧气、5.00%的二氧化碳等。用于标化需要检查气体成分和浓度的检查，如弥散功能测定、残气容积测定等。

（三）试验药物和吸入装置

1. 试验用制剂或药物

（1）支气管激发剂：用于支气管激发试验，了解受试者的气道反应性。常用的直接引起气道痉挛的激发剂有二磷酸组胺和乙酰甲胆碱；通过诱发气道炎症因子释放而间接引起气道收缩的激发剂有高渗盐水（4.5% NaCl）、一磷酸腺苷等。

（2）支气管舒张剂：用于测定受试者阻塞气道的可逆性改变。常用吸入的舒张剂有短效 β_2 受体激动剂，如沙丁胺醇、特布他林；M 胆碱能受体拮抗剂，如异丙托溴铵、复方异丙托溴铵等。剂型有定量气雾吸入剂、吸入粉剂和雾化吸入溶液。

2. 吸入装置　用于递送支气管激发制剂或舒张药物。常用的吸入装置有：①简易手捏式雾化吸入器；②射流雾化器；③吸气流量触发同步自动雾化器；④超声雾化器；⑤干粉吸入器；⑥定量气雾吸入器；⑦储雾罐。

（四）监护和抢救设备

由于用力肺活量检查、最大分钟通气量检查、支气管激发试验等均可诱发支气管痉挛，严重时可诱发或加重缺氧，出现生命危险，因此肺功能室应常备监护及抢救用品。

1. 监护用品　包括听诊器、血压计、血氧饱和度计、心电图机等，后两者视实验室的规模而设置。

2. 抢救用品

（1）支气管舒张剂及雾化吸入装置：支气管舒张剂及雾化吸入装置的选用如上述，最好能配有射流雾化装置及 β_2 受体激动剂。

（2）氧气和吸氧设备（如氧气鼻导管、面罩等）：对缺氧的患者应给予氧气吸入。

（3）其他急救用品：如注射器、消毒液、肾上腺素、地塞米松等。

（五）其他用品

1. 身高、体重的量度工具　肺功能各项指标的正常参考值，均需根据受检者的身高和体重来计算。特别是儿童，身高和体重变化比较快，每次复查肺功能都应重新量度身高和体重。身高的量度应避免用软尺或拉杆式标尺，特别是后者，在很多实验室较常用，因拉杆式的固定环容易松脱。建议用硬尺固定在墙上量身高，以减少标尺使用失误导致的误差。量度身高时应去鞋、赤足量度，精确到0.5cm。测量体重时应脱去较重的衣物，轻衣量体重，精确到0.5kg。

2. 阅片箱　用于阅读患者的X线胸片或CT片，因肺功能检查需结合一些临床症状和资料作出判断分析。

3. 室内空气调节设备　用于保证检查室恰当的工作环境，如空调器、暖风机、抽湿机、湿化器、空气过滤器、紫外消毒灯等。

4. 节拍器　用于指导配合欠佳的受试者的呼吸节律，如最大分钟通气量测定等。

三、肺功能室的人员配置

（一）人员要求

1. 肺功能室医师和技术员均应具备呼吸生理的基础理论知识，了解检查项目的临床意义，掌握各检查项目的适应证、禁忌证及正确的操作步骤和质量要求。

2. 应有良好的服务态度，以取得受检者的信任与配合。由于多数肺功能检查需要受检者的积极配合，而受检者的文化背景及理解能力各不相同，有时需要向他们重复示范说明多次，因此要求检查人员有足够的耐心、良好的语言表达及示范能力。技术员指导患者检查时应使用简单明了的语言，运用适当的动作、语音来提示，鼓励患者完成检查动作，对患者的努力程度及配合与否及时作出判断，以保证检查结果的准确性。

3. 技术员必须了解检测仪器的工作原理及性能，能及时发现仪器的故障，以保证检测数据的准确性。在检查中能实时观察检查的流量或容量图形，判断检测数据的可靠性和准确性以及实验的重复性，这一点对检查的质量尤为重要。

（二）人员配置与职责

表3-1列出肺功能室人员的职责，明确各自的职责有利于肺功能室检查的工作开展。有些基层医院规模较小，配备人员不一定充足，检查人员可能同时肩负医师和技术员的职责。这些人员需要经过良好的培训和考核，检查质量才能得到保证。

表3-1 肺功能室人员职责

医　师	技 术 员
诊视患者，了解病情，决定检查项目，提出注意事项	肺功能检查的常规操作
指导技术员对疑难患者、合作不佳患者的肺功能检查	肺功能结果的打印、整理、归档、备案及上报
分析评估肺功能检查结果，签发报告	肺功能及呼吸生理实验前的仪器、器械准备
肺功能检查的质量控制	肺功能仪的清洁保养，接口器及管道的消毒
肺功能检查中突发医疗事件的处理	肺功能室内各种仪器设备的保管和使用登记
抢救器械及药物的检查	抢救器械及药物的配备
与临床医师联系和肺功能会诊	肺功能仪故障的检查及维修联系

（安嘉颖）

第四章　肺功能检查的质量控制

肺功能检查是医学计量测试，多种因素如检查仪器、检查环境、指导者素质、受试者的依从性及配合能力、检验结果的解读和分析等都可能对检查结果产生影响。因此，良好的质量控制是避免检查结果误差、保证检查结果准确的必要前提。

一、肺功能仪器的质量控制要求

（一）仪器要求

肺功能仪的各组成部分应符合其技术要求。对于肺功能仪器检测的流量、容量、时间、气体成分分析、压力、阻力等指标，可参考美国胸科协会（ATS）与欧洲呼吸学会（ERS）的要求，对有关指标的量程、精度、重复性、零位计算标准、误差允许范围等有所了解，并保证肺功能仪器的这些参数达到一定的技术质控标准。肺量计的最低技术标准见表 4-1。

表 4-1　肺量计最低技术标准

指　标	范围与精确度（BTPS）	流量范围（L/s）	时间（秒）	阻力/回压
肺活量(VC)	范围:0.5～8L 精确度:±3%或±0.050L(取较大者)	0～14	30	
用力肺活量(FVC)	同 VC	0～14	15	<1.5cmH_2O/(L·s)

续表

指　标	范围与精确度（BTPS）	流量范围（L/s）	时间（秒）	阻力/回压
第一秒用力呼气容积(FEV_1)	同 VC	0~14	1	<1.5cmH_2O/(L·s)
时间零点	FEV_1 测量起点			由外推容量决定
最高呼气流量(PEF)	精确度：±10%或±0.30L/s(取较大者) 重复性：±5%或±0.15L/s(取较大者)	0~14		在200、400、600L/min 流量下，平均阻力应<2.5cmH_2O/(L·s)
瞬间流量（除PEF外）	精确度：±5%或±0.20L/s(取较大者)	0~14		<1.5cmH_2O/(L·s)
最大呼气中期流量($FEF_{25\%\sim75\%}$)	范围:7L/s 精确度：±5%或±0.200L/s(取较大者)	±14	15	同 FEV_1
最大分钟通气量(MVV)	范围：正弦波250L/min 精确度：在2L 潮气量下，±10%或±15L/min(取较大者)	±14(±3%)	12~15	<1.5cmH_2O/(L·s)

（二）质量控制措施

仪器校准是用于保障肺功能仪器测定准确的关键程序之一，包括流量和容积校正、检测气体浓度校正和压力校正等。应使校正后的实际测量值与理论值之间的误差缩小到可接受范围。

肺量计流量传感器校正是对测定的流速或容量与实际流速或容量之间的误差进行校正。用于校准肺量计的定标筒必须精确到±15ml 或总量程的±0.5%（如 3L 定标筒的误差需≤

15ml)。如使用带有可调活塞的定标筒，当活塞重新调节或被不慎移动时，注意必须对其重新校准后才能使用。定标筒使用时应避免阳光直射和远离热源，而且温度和湿度应保持与肺量计测试时相同。定标中应注意肺量计管道的通畅（无阻塞）及管道连接无漏气。表 4-2 所示为肺量计质量控制的关键措施。

表 4-2　肺量计质量控制措施

实验	最小周期	措　施
容量	每天	用 3L 定标筒校准
漏气	每天	持续给予 3cmH_2O 压力 1 分钟
容量线性	每个季度	用定标筒以 1L 的增量测量整个容量范围
流速线性	每周	至少检查 3 种不同的流量范围
时间	每个季度	用秒表进行机械检查
软件	新版本	记录安装日及进行测试

二、检查环境

肺功能的检查环境可对检查结果造成影响，有些影响甚至是巨大的，但却往往易被忽略。实验室面积不宜过小，应有良好的通风设备，室内的温度、湿度应当相对恒定，肺功能室内应保持安静。

三、工作人员的素质要求

肺功能室工作人员应经过培训并考核及格，具备呼吸生理的基础理论知识，了解检查项目的临床意义，掌握各检查项目正确的操作步骤和质量要求。

同时，工作人员应有良好的服务态度，以取得受试者的信任与配合。在指导受试者检查的过程中应适当运用动作、语音或可配合使用动画演示来提示、鼓励患者完成检查动作，必要时需身体力行。检查过程中对患者的努力程度及配合与否应作出迅速判断，最好在检查中能实时观察受试者的流量或容积图形（流量容积曲线和时间容积曲线等），检查后能迅速读取数据，并判断其变异，以了解实验的重复性，保证检查结果的准确性。这一点对检查的质量保证很重要。

四、受试者的依从性

受试者的良好配合是完成肺功能检查的必要条件，如不能配合则大多数的肺功能检查都不能进行。因此，在检查前技术员需耐心、仔细、全面地向受试者介绍试验的目的、方法，让受试者了解整个检测过程（步骤、方法、时间、注意事项等），以取得受试者最大程度的理解和配合。测试前让受试者在旁观摩或观看视频录像等，有助于其了解实验过程和加快实验的进度，提高受试者配合的质量。

五、实验室的工作规范

操作指南是质量控制程序中的一个重要部分。每个实验室均应根据实际情况制定《肺功能检查标准操作规程》，包括仪器校准程序、肺功能检查程序、检查顺序、评价标准、参考值来源、如何处理异常数据及如何处理突发医疗事件等指南。

此外，每个实验室应设有专门的登记本，记录仪器的日常使用情况、系统的异常问题、处理手段以及系统硬件和软件的升级情况。肺功能仪器每天的校准报告均应存档。

六、正常预计值选取

肺功能各项参数的正常值是评价肺功能结果所不可缺少的参考依据。

（一）正常预计值

肺功能检查的不同参数均有其各自的正常预计值。预计值来源于肺功能室对一批正常受试者的测定，并根据统计学方法中的回归方程计算得出，见附录四。回归方程中通常以肺功能参数为自变量，身高、年龄、性别、体重等参数为因变量。除此之外，肺功能正常参考值也受种族、体力活动或工种、生存环境、吸烟等多种因素的影响。如有可能，所有参数均应尽量来源于同一参考人群。

（二）正常值范围

肺功能方程式推算出来的数值为受试正常人群的均值，约有 50% 人群达到该值。均值 ±1.65 标准差（*SD*），有约 95% 的正常人群可达。正常范围通常以 95% 人群可达到的数值为界，即预计方程式的 95% 可信限，超出该范围视为异常。由于计算 95% 可信限较为繁琐，或不能提供 95% 可信限，因此在临床实践中，对部分参数（如 FVC、FEV_1）可参考预计值 ×0.8 作为其预计值下限，或用正常值 ± 某值的百分比（如 FEV_1 常用 ±20%）表示，低于该值视为异常。但该预计方法在身材较瘦和较高的人群及年轻人中可能偏差较大，应予注意。

（三）正常预计值的选取

由于有众多的以不同人群为受试对象而建立的正常预计方

程，因此，选取恰当的预计值是提高正确诊断的必要措施。选用预计值可参考相似的受试人群，如同种族、同工种的人群预计值，或选用国外预计值加上矫正系数。

我国部分肺功能实验室对此没有给予足够的关注，因为大多数肺功能仪上均自带有肺功能预计值，有些甚至有多套预计值，肺功能仪厂家在安装仪器时常有设定（因肺功能仪多为进口，则预计值多为国外人种，如高加索、黑人等的预计值），但这些设定并不一定符合中国人的实际。最常见的错误是由仪器生产厂家设置的预计值直接作为肺功能检查的预计值，未核实该预计值的来源，或是否需要附加矫正系数。郑劲平对我国20世纪80年代各大行政区制定的预计值与欧洲呼吸

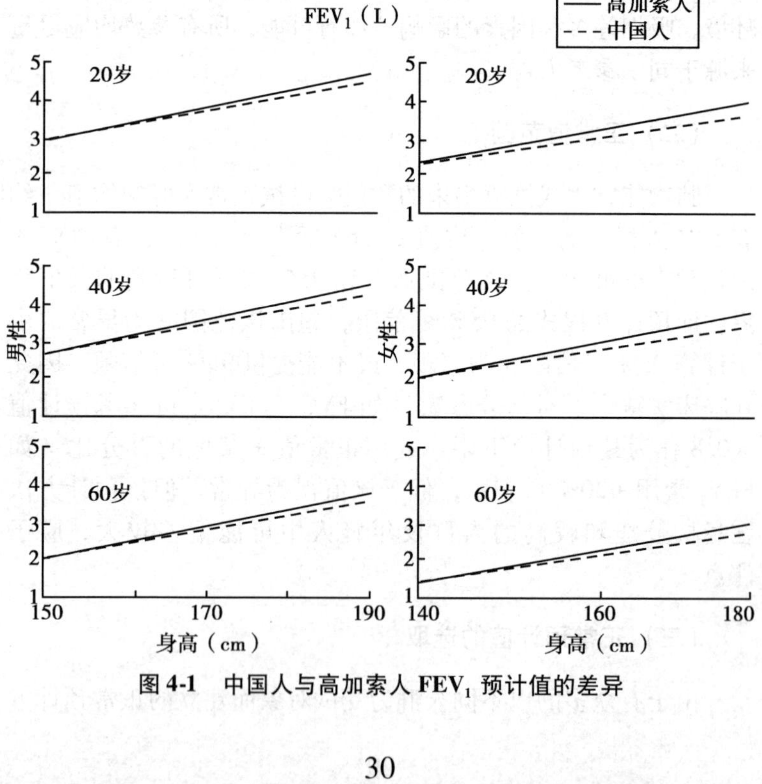

图 4-1　中国人与高加索人 FEV_1 预计值的差异

学会选用的预计值进行比较，我国成人平均约低 6% ~8%（图 4-1）。

年龄因素也是预计值应用错误的一个常见的重要原因。郑劲平调查的全国肺功能应用结果显示，只有 16.7% 的肺功能室能正确指出儿童肺功能检查中使用的是儿童预计值，结果令人诧异。由于成人的 FEV_1 随年龄的增加而下降，而儿童则随年龄的增加呈指数性增加（图 4-2），两者方向完全相反，因此如儿童检查用的是成人预计值，则会发生很大的误差，这点需要特别注意。

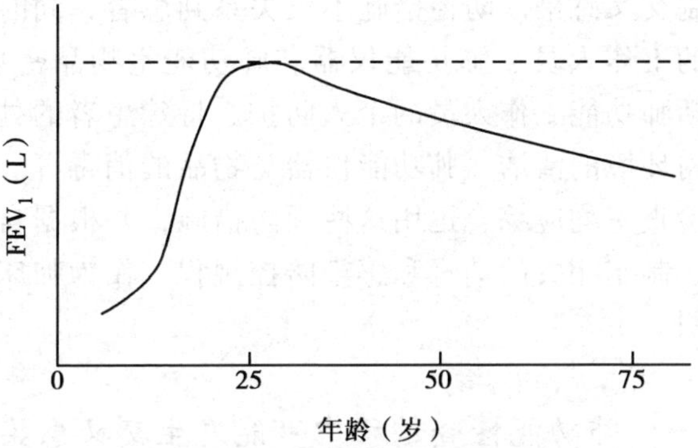

图 4-2　FEV_1 随年龄增加的变化趋势图

选用预计方程时应注意该方程测试的年龄范围，超过该范围误差增大。应尽量避免年龄范围的外推。如果患者的年龄或身高超过了参照人群，在诊断时应注明。

（高　怡　郑劲平）

第五章　肺功能室的消毒和交叉感染防控

肺功能检查过程中存在着交叉感染的潜在危险性。这种危险性不但对患者造成威胁，同时也会对肺功能室的工作人员造成威胁。因此，在临床肺功能检查中必须采取措施，预防和控制交叉感染。防控措施不仅关系到患者，同时也与肺功能室的工作人员、肺功能仪器和肺功能室物品密切相关，主要包括肺功能工作人员的个人防护、特殊患者的处理、肺功能室内环境的清洁、肺功能仪器与物品的消毒等。每一个肺功能检查室均应综合运用这些预防措施，并根据自身特点与条件，制定相关的消毒和感染防控规程，作为临床检查的工作指引。

一、肺功能检查过程中可能发生交叉感染

(一) 检查对仪器和环境的影响

常规肺功能检查时，患者的呼吸道必须与肺功能仪器的测试管道相连接，并要求患者从这些复杂的呼吸管道中进行反复用力呼吸的动作。在检查过程中，还常常会引起患者的剧烈咳嗽，甚至呕吐，有的还会因为用力咬住接口器而咬到嘴唇破裂出血。患者用力呼气或咳嗽时所产生的飞沫，可在肺功能检查室的空气中悬浮数小时，如果飞沫中带有细菌、病毒等病原微生物，那么就会造成检查环境的污染。同时，当患者用力呼

气、咳嗽或呕吐时，患者的唾液、痰液、飞沫、口腔分泌物、食物残渣等也极易喷洒、黏附及沉积在检查仪器的表面或内部，从而造成检查仪器和周围物品的污染。

（二）对受试者的影响

当患者在检查过程中进行用力吸气时，也可能把悬浮在空气中或沉积在仪器内部的病原微生物吸入呼吸道，导致交叉感染的发生。如口腔黏膜有开放性伤口、牙龈出血或咯血，还可能会感染乙肝病毒（HBV）和人类免疫缺陷病毒（HIV）。

（三）对工作人员的影响

肺功能室工作人员长时间暴露于污染的肺功能检查室内环境中，经常直接接触污染的检查仪器和物品，所以细菌、病毒等病原微生物有可能传染给肺功能室工作人员，并由他们把这些病原微生物传播给下一名患者，造成交叉感染。

二、肺功能检查交叉感染的防控措施

为了保护患者、肺功能室工作人员和肺功能仪器，必须在临床检查工作中采取必要的防御措施，主要包括以下几个方面（表5-1）：

表5-1 肺功能检查交叉感染的防控措施

防控要点	具体措施	备 注
工作人员	1. 正确认识交叉感染的危险性，提高预防意识 2. 一般防护 戴口罩、帽子、手套 3. 注意手卫生 包括洗手、手消毒和保护手部伤口	

续表

防控要点	具体措施	备注
工作环境	1. 加强通风　开窗和应用排气扇 2. 空气消毒　紫外线灯和空气消毒净化器 3. 地面消毒　含氯消毒剂	有效氯含量为1000mg/L
肺功能仪器	1. 清洗　用清水冲洗	有条件的可采用超声波清洗器和多酶洗液浸泡
	2. 消毒　含氯消毒剂或戊二醛	有效氯含量为1000mg/L，浸泡时间为30～60分钟
	3. 漂洗　涡轮式传感器静置漂洗；压差式传感器用流水漂洗	时间为30分钟
	4. 干燥　风干	
强化措施	使用一次性呼吸过滤器	使用后丢弃
特殊患者的处理	1. 选用易于拆装和消毒的仪器，检查结束后立即进行消毒 2. 安排在当天的最后时段进行检查 3. 隔离检查 4. 使用呼吸过滤器	

（一）加强工作人员的个人防护

1. 提高预防意识　肺功能室的技术人员和医师每天都要接触大量可能带有传染性病原体的患者，并且长时间暴露在污染的肺功能室中。因此，如果要预防交叉感染，首先要做的就是让肺功能室工作人员正确认识并重视交叉感染的危险性，提高预防意识。

2. 一般防护措施　包括戴口罩、帽子、手套等。患者用力呼气或咳嗽时的飞沫可在空气中悬浮数小时，戴口罩和帽子有助于保护工作人员，免受污染。飞沫还常常沉积在仪器和其他肺功能室内物品的表面，戴手套有助于切断接触传播的途径，保护工作人员。当手部有开放性伤口时，如需接触可能受污染的物品，工作人员更应戴手套。

3. 注意手卫生　使用一次性手套。每检查完一个患者就更换一次手套。如没有戴手套则应注意洗手及手消毒环节。

（1）洗手：洗手程序看似简单，实质是预防与控制感染中非常重要的一环，但易被忽略。洗手可去除手部皮肤表面的暂居菌和部分常驻菌，防止其繁殖和传播。①洗手指征：技师在直接用手接触接口器、胶管、呼吸阀门或传感器内表面后应立即洗手。每检查完一个患者之后都应洗一次手；②洗手方法：用清洁剂认真揉搓掌心、指缝、手背、手指关节、指腹、指尖、拇指、腕部，时间不少于 10～15 秒，流水洗净，再擦干。

（2）手消毒：接触特殊病原体后，或接触血液、痰液和被污染的物品后，都应该进行手消毒。可选用快速手消毒剂揉搓双手或用消毒剂浸泡双手。

（二）加强工作环境的清洁与消毒

1. 必须加强肺功能检查室的通风。最好的办法是打开窗户，增加自然风的流通。如果是密闭的房间，最好应用排气扇，以保证足够的循环通气量。

2. 室内空气消毒

（1）紫外线灯消毒法：最好每天采用臭氧紫外线杀菌灯对肺功能室进行空气消毒。室内按每 10 平方米安装 30W 紫外线灯 1 支，高度 2m，照射时间 30 分钟以上。消毒时人必须离开房间，消毒后待房间内闻不到臭氧气味时才可进入。

（2）空气消毒净化器：在有人情况下，可采用循环风紫外线消毒器或静电吸附式空气消毒净化器对室内空气进行消毒。

3. 地面的消毒　用含有效氯为1000mg/L的含氯消毒剂消净水溶液湿拖肺功能室内地面。

（三）加强肺功能仪器的清洁

重复使用的咬口器、鼻夹、呼吸管道、传感器、阀门和其他可拆卸的部件应定期进行清洗、消毒或灭菌。

1. 清洁的方法与步骤

（1）清洗：用清水冲洗干净各种管道和部件，注意排去管道内的气泡。有条件的医院还可用超声波清洗器或多酶洗液浸泡。因为肺功能仪器部件非常复杂，刷洗会破坏其结构，但其内部常常黏附有很多人体有机分泌物，如痰液、组织、黏液、血液等，只用清水很难完全冲洗干净。超声波清洗器（图5-1）利用超声高频机械振荡的原理产生数以万计的微小气泡，不断冲击物体表面及缝隙，从而达到全面清洗肺功能仪器部件黏附的污物。

多酶洗液含有多种酶，如3M公司的多酶洗液（含蛋白

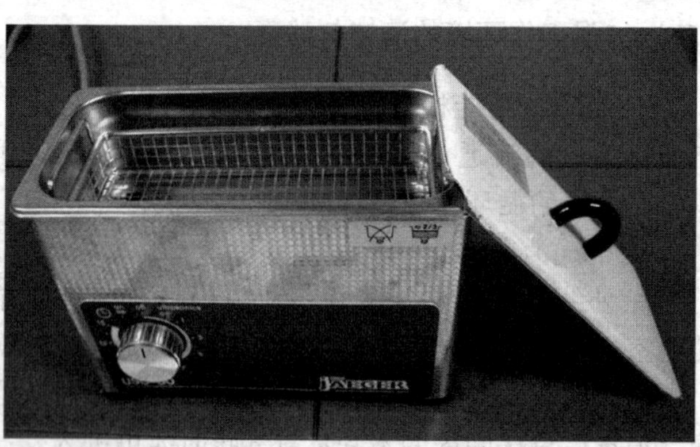

图5-1　超声波清洗器

酶、脂肪酶、糖酶和纤维素酶），可分解肺功能仪器黏附的人体有机污物。尤其是压差式传感器的筛网，如果长期清洗不彻底，蛋白质就会在其表面凝固，甚至形成生物膜，导致网孔堵塞，影响测定结果的准确性。一旦生物膜形成，常规的清洗步骤就不能把生物膜去除，从而造成消毒失败，引起患者交叉感染。酶洗液的浓度和浸泡时间应依据产品说明书。浸泡过的多酶洗液必须弃去，不得重复使用。

（2）消毒：目前常用化学消毒法，消毒剂主要有含氯消毒剂和戊二醛。消毒时含氯消毒剂的有效氯含量应≥1000mg/L。过去常用的含氯消毒剂是优氯净（二氯异氰尿酸钠），如强力速消净粉剂（漂白粉），配比大约每10g加1200ml水，它虽能有效地杀灭细菌和病毒，但同时也会生成三氯甲烷等致癌的有机氯化物，对人体造成潜在危害。目前常用强氯精（三氯异氰尿酸钠），如爱尔施泡腾片，配比大约每2片加1000ml水，它是一种新型高效、低毒的含氯消毒剂，对人体无不良反应，不会造成环境污染。

近年来，我国逐渐推广应用二氧化氯（ClO_2），它被世界卫生组织列为AⅠ级广谱、高效、安全消毒剂，具有杀菌能力强、对人体没有危害以及对环境不造成二次污染等优点，是目前使用的化学消毒剂中最理想的消毒剂，也可用于肺功能仪器的消毒之中。含氯消毒剂具有一定的金属腐蚀性，不适于金属部件的消毒。

消毒时戊二醛的有效成分含量应≥2%。戊二醛对皮肤和黏膜有刺激性，对人有毒性，对眼睛有严重的伤害，配制、使用时应注意个人防护，戴防护口罩、防护手套和防护眼镜。

消毒时将清洗后的肺功能仪器管道和部件放入消毒剂中浸泡，使其完全浸没，再将消毒容器加盖，浸泡30～60分钟（图5-2）。

（3）漂洗：由于残余的化学消毒剂有致癌性和腐蚀性，

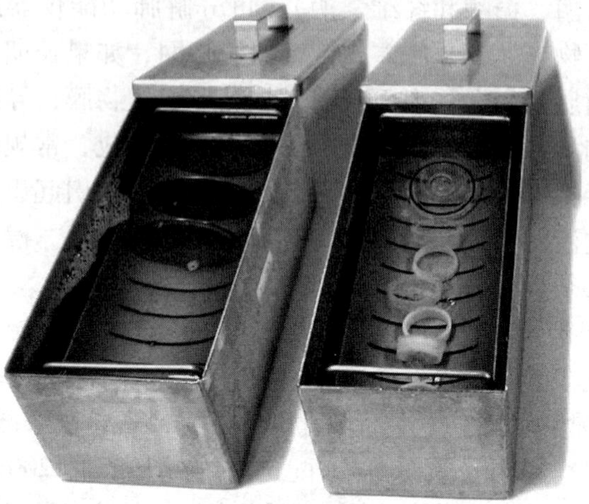

图 5-2　浸泡消毒

所以浸泡后必须漂洗干净。不同传感器的漂洗方法有所差异。压差式传感器可在蒸馏水槽中来回漂洗数次，一般不能用自来水，以免水垢堵塞金属筛网。涡轮式传感器需放在注满清水的器皿中静置 30 分钟，而不能放入流动的水中冲洗，以免损坏涡轮的螺旋桨。

（4）干燥：如果传感器里残留水分或潮湿，就会影响测定的数值，导致定标超出误差允许范围，所以必须使其干燥，才能重新拼接，装回肺功能仪器上。一般放在空气中自然风干就行了。也可使用定标筒打气以快速干燥流量传感器。有条件的检查室可以选择烘干，但是应注意很多传感器和部件不能耐受高温，否则会变形损坏。

（5）延长检查间隔时间，使仪器保持干燥：患者检查时反复用力呼气，可使病原微生物沉积在传感器内部，并导致传感器内部潮湿，利于病原微生物的繁殖。国外有研究表明，只要在常规肺功能检查时，患者与患者检查之间的间隔时间超过 5 ~ 10 分钟，污染仪器的大肠杆菌就不易引起感染的传播。因此，检查完一个患者之后，应该适当延长间隔时间，并把呼吸管路打开，使之暴露于室内空气中，如果带有系统鼓风机的应使其运行 10 分钟，以去除管路中的冷凝物，使传感器干燥，减少病原微生物繁殖的机会，以及降低传感器潮湿对检查结果的影响。

2. 清洁频率　需根据实际情况而定。如果有开放性肺结核等强传染性疾病的患者，应该每完成一个患者消毒一次。如果有备用传感器及相关部件，可每天消毒一次。如果使用一次性呼吸过滤器，可每周消毒一次，例如在每个周末的非工作日进行消毒，既不影响临床检查，也有足够时间让传感器充分风干。

（四）应用一次性呼吸过滤器（图 5-3）

肺功能仪器价格昂贵，结构复杂，难以全部拆开进行彻底清洗与消毒，且容易损坏；消毒后需彻底干燥才能重新装配，并必须校正才能再次用于检测患者。整个过程比较繁琐，消耗

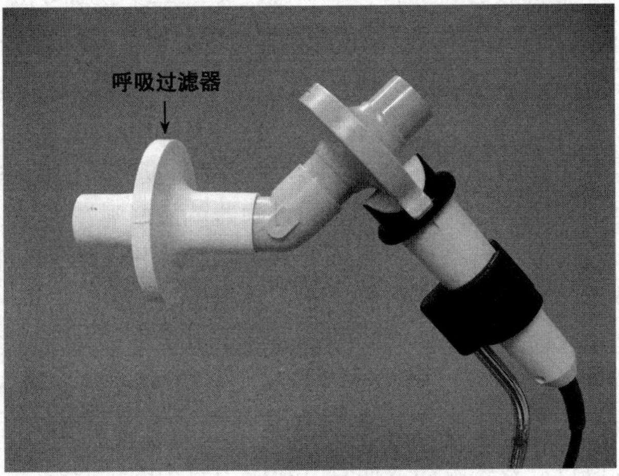

图 5-3　呼吸过滤器

的时间和费用较多，使仪器在一段时间内不能重新应用。而在繁忙的肺功能实验室里，每天要检测大量的患者，一个患者可能要进行一系列的试验，如肺通气功能、支气管舒张试验、支气管激发试验等，若在每个患者之间都进行一次彻底消毒显然不切实际。近年来，一种新型的一次性呼吸过滤器（细菌、病毒过滤器）的使用成为许多肺功能室减少交叉感染的有效方法。

1. 呼吸过滤器的作用　它可通过机械阻隔与静电吸附的作用过滤细菌、病毒等微粒。在患者与肺功能仪器之间放置一个有效的呼吸过滤器，不仅可保护患者，防止患者吸入呼吸管路中沉积的病原微生物；同时也可保护整个肺功能仪器的呼吸管路，防止患者呼出气中的病原微生物污染仪器。尤其目前传感器安装的地方越来越接近患者，过滤器亦可为这些易损的部分提供保护，延长其使用寿命。

2. 呼吸过滤器的选择　市面上已经有多种肺功能检查专用的一次性呼吸过滤器。选择的时候应该注意考虑以下几方面因素：一是过滤器的过滤效率，国际标准要求达到95%以上；二是过滤器的气流阻力，国际标准要求在0～14L/s的流量范围下，阻力应小于1.5cmH_2O/（L·s）；三是过滤器的空腔容积，尽量越小越好，尤其是用于肺容积较小的患者（如儿童或严重肺部疾病的患者），否则就会发生重复呼吸的问题。

是不是选择过滤效率最高的过滤器就最好呢？不是的。一方面，过滤效率越高，表明过滤器阻隔细菌和病毒等微生物的效能越大，保护仪器和患者的能力也越好。但另一方面，当阻隔效能越大时，过滤器对气流造成的阻力也会越高，那么对肺功能测定时气体流量的影响也会越大，使测定结果的误差越大。因此，应该综合比较不同品牌之间的过滤效率和气流阻力，选取过滤效率较高，而且气流阻力较小的过滤器。

3. 使用呼吸过滤器的注意事项

（1）目前市面上的过滤器大部分都是一次性使用的，只可用于一个患者，检查结束后应该按照医疗废物处理办法销毁，绝对不能在多个患者之间重复使用，否则将会导致患者的交叉感染。同样，把使用后的过滤器清洗、浸泡消毒、干燥后再重复使用也是错误的。因为，清洗后过滤器内膜的结构会受到破坏，网孔增大且静电吸附能力大大下降，使过滤器过滤效能丢失，如果还重复使用就不能阻隔细菌或病毒了。还有一种过滤器是由重复使用的外壳和一次性使用的内膜所组成。使用这种过滤器时，检查结束后必须消毒过滤器的外壳，并按照医疗废物处理办法销毁过滤器的内膜。

（2）必须强调的是，尽管一次性呼吸过滤器可有效阻隔细菌和病毒，但是应用过滤器后，定期对肺功能仪器进行适当的清洁与消毒仍是必要的。

（3）呼吸过滤器的应用增加了气流阻力，如果采用体描箱进行气道阻力测定时，会对结果造成一定的影响，所以测定时应把这部分附加的阻力也计算在内。如进行弥散功能测定则应把过滤器的无效腔量计算在内，还可通过肺功能软件进行校正。

（五）特殊患者的处理

1. 肺功能检查中的特殊患者　在肺功能检查中有两类特殊患者：一类是患有呼吸道传染性疾病的患者，是疾病的传染源，如开放性肺结核、严重急性呼吸综合征（SARS）、流行性感冒等。如果他们进行肺功能检查，就有可能会把病原体排放出来，悬浮在肺功能检查室内空气中，或沉积在肺功能仪器里，造成空气和仪器的污染。另一类是免疫力低下的患者，是疾病的易感人群，如肺囊性纤维化（CF）、AIDS、放疗、化疗、器官移植或骨髓移植术后等。如果肺功能室内空气或肺功能仪器有病原体的污染，那么他们进行肺功能检查时就很容易受到感染。

2. 特殊患者的处理措施　为了控制传染源，重点保护易感人群，我们需要详细地了解患者的病史，这对于预防交叉感染十分重要。如果已经知道患者患有呼吸道传染性疾病，或处于免疫抑制状态，临床医师应在其肺功能检查申请单上注明，以提醒肺功能工作人员注意加强防控交叉感染的措施。

当患者确实患有呼吸道传染性疾病时，则需考虑肺功能检查的需要性和紧迫性。如果肺功能检查并不是患者临床诊疗所必需的，那么暂时不要对患者进行肺功能检查，待患者的传染性疾病得到控制以后再重新安排检查。如果是必需的，则在常规卫生措施的基础上还需要额外的预防措施，包括安排在隔离室检查、应用一次性呼吸过滤器、穿隔离衣、戴手套等。

我们建议，对传染性患者应在以下的条件下进行检查：①选用容易拆装与消毒的仪器，检查结束后立即进行清洁、消毒；②把患者安排在当天的最后时段进行检查，减少对其他患者的影响；③在他们自己的房间或特意为这样的患者设计的房间进行隔离检查，检查结束后用消毒剂擦拭仪器表面，并用紫外线灯进行空气消毒；④使用一次性呼吸过滤器，使用后丢弃并按照感染性医疗废物处理办法进行处理。

综上所述，在实际工作中，应当结合肺功能实验室的卫生经济条件综合运用各种防控措施，在重点抓好室内通风、洗手、仪器消毒与干燥等环节的基础上，加强与临床医师的沟通，共同控制传染源和重点保护易感人群，在条件许可的情况下应用一次性呼吸过滤器，最终达到预防与控制肺功能检查交叉感染的目标。

（高　怡）

第六章 肺功能检查的常见并发症与危急症处理

一、肺功能检查的安全性

肺功能检查大多数是非侵入性的检查，只要严格掌握肺功能检查的指征、实验技术人员经过良好的培训、使用药物方法恰当以及对患者病情进行密切的观察，大多数肺功能检查都是非常安全的，也因此在临床和科研中被广泛应用。

但是，部分肺功能检查由于需要受试者的努力呼吸配合（反复进行用力呼吸动作）、吸入支气管刺激剂（激发药物、部分舒张药物）、剧烈运动（最大分钟通气量检查或运动激发试验）等，也可能诱发或加重呼吸系统疾病的发生、发展，给受试者造成一定的不适，发生并发症，严重时可出现生命危险。

尽管肺功能检查中危急重症的发生率很低，但是仍应引起医护人员的重视，肺功能检查前需要详细了解病史，掌握相关检查的禁忌证，以避免或减少不良事件的发生。肺功能室最好设在易于抢救患者的地方（如靠近病房），配备相关的监护设备和急救物品，检查人员在检查过程中对患者进行严密的监察，对可能发生的危险备有应急预案。

二、肺功能检查的并发症

（一）用力通气功能检查（如 FEV_1、MVV 等）

临床常见并发症有：咳嗽、喘息、头晕、手指麻木等。偶有晕厥、咯血、气胸、血压升高、心律异常、癫痫发作、下颌关节脱位等报道。

（二）支气管激发试验

较常见的是咳嗽、胸闷、喘息和呼吸困难。吸入组胺作激发剂者小部分患者也可出现声音嘶哑、脸色潮红等不适。运动激发试验需注意运动损伤。

三、并发症发生的机制及应急处理

（一）呼吸性碱中毒

由于患者反复用力深大呼吸、过度通气，呼出二氧化碳过多所致。主要症状有头晕、手足指端和面部口周麻木或针刺感、轻微手颤等，严重者可出现昏厥。此时，应让患者尽量放松，避免过度紧张，并注意保护患者，让患者坐在有靠背的椅子，必要时让患者平卧，以防摔倒受伤。一般 5 ~ 10 分钟可自行缓解，如果仍未恢复，可用硬纸卷成喇叭状，罩在患者的口鼻部，使呼出的二氧化碳部分回吸。

（二）支气管哮喘急性发作

如果在基础通气功能检查中出现的，主要是由于患者反复用力呼吸、通气量增大、气道表面水分蒸发、温度和渗透压改变，引起气道收缩所致。如果在激发试验检查过程中出现的，主要是激发因素（激发药物、运动等）诱发气道痉挛所致。主要症状有咳嗽、胸闷、气促、喘息等，此时以伴有通气功能下降、肺部喘鸣音为特征。一般经吸入短效 β_2 受体兴奋剂可迅速缓解，具体的处理程序见图 6-1。

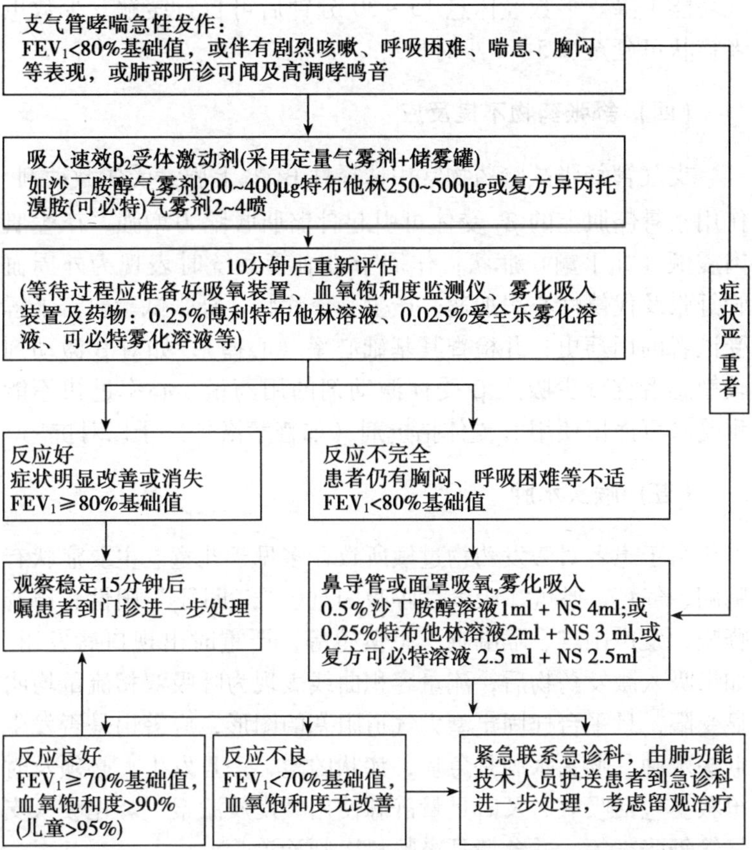

图 6-1　支气管激发试验诱发支气管哮喘急性发作的处理程序

（三）激发药物不良反应

组胺较醋甲胆碱稍多。咽喉部或声带受激发药物刺激充血、水肿，可致咳嗽、声音嘶哑、咽痛等不适。激发药物使心脏兴奋、收缩力增强、心率加快，可产生头痛、面色潮红、心悸等症状。激发药物可促进胃肠平滑肌蠕动和胃肠分泌，引起恶心、呕吐、腹痛等，这种症状多发生于儿童。此时不伴有通气功能下降。多数经休息 15~30 分钟后可自行缓解，少数患者症状可延至 2.5~4 小时。

（四）舒张药物不良反应

支气管舒张试验药物常用选择性 β_2 肾上腺素受体激动剂，作用于骨骼肌上的 β_2 受体可引起骨骼肌收缩力增强，产生肌肉震颤（如手颤）症状；作用于心血管系统时表现为外周血管舒张及代偿性心率加速，产生心悸症状。舒张试验前需了解受试者的用药史，并检查其基础心率（心律），如对 β 激动剂较敏感者宜减少吸入 β 受体激动剂的用药量。心率过快不能耐受者可谨慎使用 β 受体拮抗剂（如普萘洛尔）予以对抗。

（五）喉头水肿

由于患者对激发药物过敏所致，多见于儿童。主要症状有胸闷、气短、憋气、吸气性呼吸困难、“三凹征”阳性、声音嘶哑、发声困难、喉喘鸣、恐惧感等，严重时出现口唇发绀。如果吸入激发药物后，流量容积曲线表现为呼吸双相流量均明显受限，呈平台样固定型大气道阻塞的图形，应警惕是否发生喉头水肿。喉头水肿是急症，症状凶险，一旦发生，必须及时抢救。包括吸氧、及时足量静脉使用糖皮质激素、雾化吸入支气管舒张剂等，并急请耳鼻喉科医师诊治。

（六）其他

表 6-1 概述了肺功能检查中常见并发症与危急症的处理。除此之外，还有一些比较少见的并发症。如肺大泡患者突发胸痛、胸闷、呼吸困难，应考虑肺大泡破裂气胸；支气管扩张症患者用力呼气致血管破裂，可出现咯血；心功能不稳定者可发生心律失常；还有下颌关节脱臼、癫痫发作、腹部肌肉抽搐、低血糖症等。遇到这些情况均应及时对症处理，避免发生后

遗症。

表 6-1　肺功能检查常见并发症与危急症的处理

并发症	临床表现	处理措施
呼吸性碱中毒（过度通气）	头晕、手足指端和面部口周麻木或针刺感，严重者出现昏厥	1. 安静休息 2. 保护患者，必要时平卧 3. 用硬纸做成喇叭状，罩在患者的口鼻部，使呼出的二氧化碳部分回吸
支气管哮喘急性发作（气道痉挛）	咳嗽、胸闷、气促、喘息，伴有通气功能下降	处理程序参见图 6-1
激发药物不良反应	咳嗽、声嘶、咽痛、头痛、面红；不伴有通气功能下降	休息 15～30 分钟
舒张药物不良反应	心悸、手颤	心动过速不能耐受者谨慎使用 β 受体阻断剂；心律失常者给予抗心律失常药物治疗
喉头水肿	胸闷、气短、憋气、吸气性呼吸困难、“三凹征”阳性、声音嘶哑、发音困难、恐惧感，严重时出现口唇发绀	立即停止检查 吸氧 静脉应用糖皮质激素 雾化吸入支气管舒张剂及激素

另外，肺功能室应在显眼位置张贴紧急抢救科（如急诊科、呼吸科、麻醉科、ICU 等）的联系电话。

（高　怡）

第七章 临床常用的肺功能检查项目及指标

肺功能检查项目众多，包括有肺容量、通气功能、弥散功能、气道反应性、气道阻力、运动心肺功能、影像肺功能检查等。当然，肺功能检查并不仅限于这些项目。每一检查项目也可有多种方法加以测定，并且测定的指标也非常多，反映的临床意义各不相同。这些检查从不同的角度去分析呼吸生理的改变以及疾病对呼吸功能的影响。

一、经肺量计检查的常用检查项目、方法和指标

肺量计检查（spirometry）是最常用的肺功能检查，临床上几乎所有的肺功能检查都是以肺量计检查为基础进行的，对于大多数患者可基本了解其肺功能的状况。肺量计检查的常用项目、方法和指标见表 7-1。肺量计检查方法和指标尤其适用于基层和社区医院，本书将重点予以详述。

二、其他临床较为常用检查项目、方法和指标

一些肺功能指标并不能简单地通过肺量计进行测定，需结合气体成分分析仪、压力计等传感器才能进行分析，这些指标往往需要在有这些特殊检查的肺功能仪器上进行，才能更全面

和有针对性地了解受试者的肺功能状况。肺量计以外的其他临床常用检查项目、方法和指标见表7-2。由于这些检查在基层医院开展较少，本书将不作详细介绍，可参考郑劲平主编的《肺功能检查——基础与临床》一书。

表7-1　肺量计检查的常用项目、方法及主要指标

项目	方法	主要指标
肺容量检查	慢肺活量	肺活量（VC）、深吸气量（IC）、补呼气量（ERV）、潮气量（TV）
肺通气功能检查	静息通气量	分钟通气量（MV）、呼吸频率（RF）
	最大分钟通气量	最大分钟通气量（MVV）
	时间肺活量	用力肺活量（FVC）、第一秒用力呼气容积（FEV_1）、一秒率（FEV_1/FVC）、最大呼气中期流量（$FEF_{25\%\sim75\%}$）
	呼气峰流量	最高呼气流量（PEF）
支气管反应性检查	支气管激发试验	FEV_1 下降率、使 FEV_1 下降20%的累积吸入激发物剂量（$PD_{20}FEV_1$）、使 FEV_1 下降20%的累积吸入激发物浓度（$PC_{20}FEV_1$）、激发阈值、激发时间
	支气管舒张试验	FEV_1 改善率、FEV_1 增加值；FVC改善率、FVC增加值

表7-2　其他非肺量计检查的常用项目、方法及主要指标

项目	方法	主要指标
肺容量测定	残气测定法 氮冲洗法 氦稀释法 体积描计法	功能残气量（FRC）、胸腔气量（TGV）

续表

项目	方法	主要指标
	慢肺活量＋残气测定	残气量（RV）、肺总量（TLC）、残总比（RV/TLC）
肺通气功能测定	肺泡通气量	无效腔气量（V_D）
肺换气功能测定	弥散功能 一口气法 一氧化碳摄取量 重复呼吸法 慢呼气法	一氧化碳弥散量（DL_{CO}）、比弥散量（DL_{CO}/V_A）、Krogh 常数、一氧化碳转移因子（T_{CO}）
	膜弥散功能	肺泡毛细血管膜弥散量（D_M）
	血气分析	动脉血氧分压（PaO_2）、动脉血二氧化碳分压（$PaCO_2$）、动脉血氧饱和度（SaO_2）
	血氧饱和度	动脉血氧饱和度（SaO_2）、体表血氧饱和度（SpO_2）
	呼出气体分析	呼出气 CO_2 浓度和分压、呼出气 NO 浓度
气道阻力测定	体积描记法	总气道阻力（Raw）、比气道导气性（sGaw）、吸气阻力（Raw insp）、呼气阻力（Raw exp）
	强迫振荡法	呼吸阻抗（impedance）、响应频率（Fres）、N 振荡频率下的气道阻力（R_N）、N 振荡频率下的电抗（弹性阻力和惯性阻力之和）（X_N）
	口腔阻断法	气道阻力（Raw）

续表

项目	方法	主要指标
	机械通气阻断法	气道阻力、胸肺顺应性（C）
气体分布测定	闭合气量	闭合气量(CV)、闭合总量(CC)
	核素肺通气功能	局部通气量占全肺通气量的百分比
	胸部电子计算机断层扫描成像（CT）	局部肺容积占全肺容积的百分比、局部肺组织密度
运动心肺功能测定	平板运动 踏车运动 爬梯运动 手臂运动	最大运动功率(W)、氧耗量(VO_2)、二氧化碳产生量(VCO_2)、公斤氧耗量(VO_2/kg)、氧脉(VO_2/HR)、无氧阈(AT)、运动时间
呼吸肌肉功能	力量	最大吸气压（MIP）、最大呼气压（MEP）、平静吸气压
	耐力	张力时间指数
	肌电	肌电频谱图
影像肺功能	CT	全肺体积、全肺重量、含气肺容积、平均肺体积、平均肺密度
	ECT	局部肺通气量占全肺通气量的百分比 局部肺灌注量占全肺灌注量的百分比

（郑劲平）

第八章　慢肺活量检查

肺容量是肺功能检查中最早开展的项目，也是最重要的指标之一。在呼吸运动中，由于呼吸肌肉运动、胸肺的固有弹性回缩及肺泡表明张力等作用，引起胸廓的扩张和回缩，并进一步导致胸腔内肺组织容纳的气量发生相应的变化。

一、肺容量的常用指标

肺所能容纳的总气量可分为四种基础肺容积（潮气容积、补吸气容积、补呼气容积与残气容积）和四种叠加肺容量（深吸气量、功能残气量、肺活量、肺总量），如图 8-1 所示。

（一）基础肺容积

1. 潮气容积（VT）　是在平静呼吸时每次吸入或呼出的气量。是平静状态下人体通气需要的主要指标，与呼吸频率共同决定分钟通气量（MV），潮气量小则要求较快的呼吸频率才能保证足够的通气量。成人约 450 ~ 500ml。

2. 补吸气容积（IRV）　是在平静吸气后，继续吸气所能吸入的最大气量，反映平静状态下吸气容量的代偿能力，受肺胸的弹性和吸气肌力量的影响。成人约：男 2100ml，女 1500ml。

3. 补呼气容积（ERV）　是在平静呼气后，继续呼气所能呼出的最大气量，反映平静状态下呼气容量的代偿能力，受肺胸的弹性和胸腹肌力量的影响。成人约：男 900ml，女 600ml。

4. 残气容积（RV）　是完全呼气后肺内仍不能呼出的残

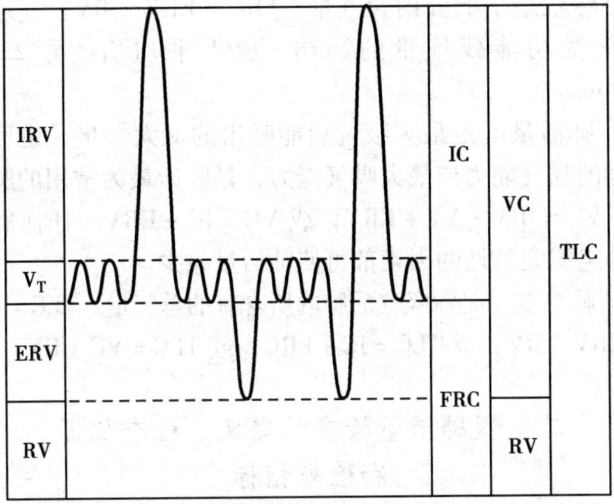

图 8-1　肺容积检查曲线及常用参数

V_T：潮气容积；IRV：补吸气容积；ERV：补呼气容积；RV：残气容积；IC：深吸气量；VC：肺活量；FRC：功能残气量；TLC：肺总量

留气量，是保证部分肺泡处于开放状态以利气血交换的重要因素。成人约 1200ml。

以上 4 种为基础肺容积，彼此互不重叠。

（二）叠加肺容量

由 2 个或 2 个以上的基础容积叠加可组成另外 4 种肺容量：深吸气量（IC）、肺活量（VC）、功能残气量（FRC）与肺总量（TLC）。

1. 深吸气量　是平静呼气后能吸入的最大气量，也可认为是自然状态下的最大吸气能力。IC = VT + IRV。IC 与吸气肌的力量大小、肺弹性和气道通畅情况都有关系，它是最大通气量的主要来源。成人平均值：男 2600ml，女 2000ml。

2. 功能残气量　是平静呼气末肺内容纳的气量，也可认为是自然状态下的肺内含气量。FRC = ERV + RV。气道阻力的变化受功能残气量的影响。成人平均值：男 2300ml，女 1600ml。

3. 肺活量　是最大吸气后能呼出的最大气量，也可认为是最大的呼气能力或最大吸气能力，是临床最为常用的肺容量指标。VC = IRV + VT + ERV，或 VC = IC + ERV。任何影响胸廓和肺组织完整性的因素都可使肺活量减少。

4. 肺总量　是深吸气后肺内所含有的总气量。TLC = IRV + VT + ERV + RV，或 TLC = IC + FRC，或 TLC = VC + RV。

二、慢肺活量检查的定义、检查仪器和检查指标

慢肺活量检查（SVC）是受检者在放松状态下，不需快速用力呼吸，但尽最大努力吸气和完全呼气时测定肺活量变化的检查。

慢肺活量通过肺量计进行测定，检查简单易行。可测定肺活量、潮气量、深吸气量、补呼气量等肺容量指标，在一定意义上可反映呼吸功能的潜在能力。但慢肺活量不能测定残气量和肺总量，后两者需特殊的肺功能仪器（如有氮冲洗或氦稀释技术的肺功能仪、体积描记仪等）。

三、检查方法

（一）仪器定标

每次检查前肺量计必须通过容量定标器标化，确证该肺量计工作正常（误差应≤3%），测定的容量需作室温、室压、湿度等环境参数的校正。

（二）检测前告知

技术员首先告知受试者应在放松状态下进行检测，不必紧张，但要尽量配合，以中等速度和力度均匀呼气（吹气）和吸气至最大程度。

（三）检查步骤

1. 受试者夹鼻，取坐位并坐直，不要靠背，双脚着地，双目平视，避免头过后仰或低头俯身。正确的坐姿能使受试者取得最大的呼吸量。

2. 口接咬口器，用唇紧密包绕咬口器，夹上鼻夹，保证口鼻不漏气。部分患者如不能保证口角不漏气，可加用带唇齿掩的特殊咬嘴。

3. 平静均匀呼吸，待呼气末基线平稳后，可采取以下三种方法之一进行：①一次呼气法（图 8-2A）：在呼气末以中等速度（可由受试者自行掌握）尽量吸气至完全（肺总量位），

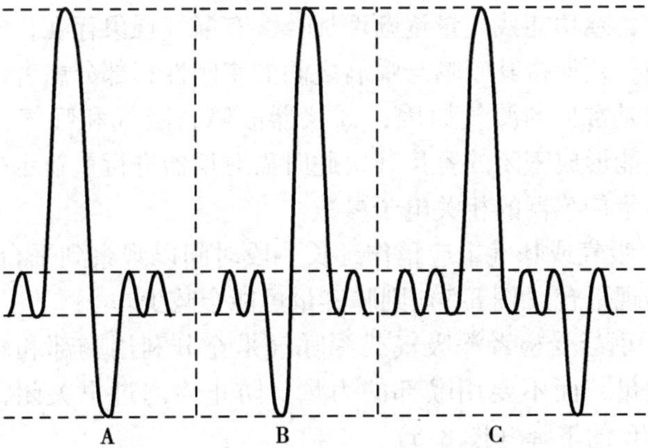

A：一次呼气法　B：一次吸气法　C：分次法

图 8-2　一次法与分次法慢肺活量检查

然后一口气呼气至完全（残气量位）；②一次吸气法（图 8-2B）：在吸气末以中等速度完全呼尽气（至残气量位），然后尽量吸气至完全（肺总量位）；③分次呼吸法（图 8-2C）：尽量呼气完全至残气位后恢复平静呼吸数个周期，然后再吸气至肺总量位。分次呼吸法耗时较多，但更适用于病情较重或患者体质较虚弱者。

4. 重复上述步骤检查 3 次以上，2 次之间休息 1 分钟以上，选取重复性好的 3 次数据。

（四）检查的质控指标

1. 平静呼吸至少 4 个周期，呼气末基线无漂移，见图 8-3。
2. 呼气至残气量位，或吸气至肺总量位时均应出现平台。
3. 重复测量，最佳值与次佳值之间的误差应 <0. 15L。

（五）检查的注意事项

1. 平静呼气末基线需要平稳，若基线往上漂移（图 8-4）或往下漂移，可能有以下原因：①患者有气流受限或气体闭陷的发生，致功能残气量逐渐增加；②有漏气现象存在，常发生在口角，须保持其咬嘴与嘴唇之间的密闭性；部分患者的鼻夹松脱也是常见的漏气原因；③仪器故障，吸气和呼气流量不等，不能形成密闭的容量环，此时需对仪器进行重新定标，或重置流量传感器的相关电子参数。

2. 吸气或呼气末应稍作延长一段时间以观察到平台出现，如未出现平台（图 8-5）则肺容量可能会减少。

3. 引导受检者深吸气或深呼气是充分利用胸部和腹部肌肉的力量，而不要用喉部的力量，防止声门过早关闭，导致 IC 或 VC 的下降（图 8-6）。

4. 建议慢肺活量的测量在用力肺活量动作前进行，避免因用力呼气导致气流受限和气体闭陷的发生。

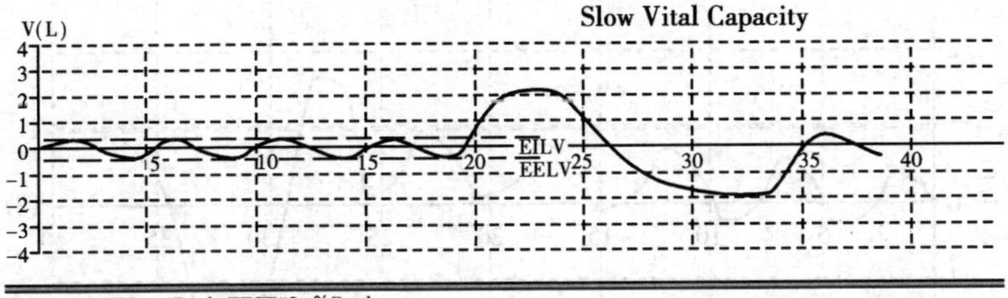

Parameter	UM	Pred.	TEST#2	%Pred.
EVC	L(btps)	5.33	4.09	76.8
ERV	L(btps)	1.60	1.48	92.3
IRV	L(btps)		1.84	
VE	L/min		9.70	
Rf	L/min		12.50	
Vt	L(btps)		0.78	
VT/Ti	--		0.38	
Ti/Ttot	--		0.43	

A

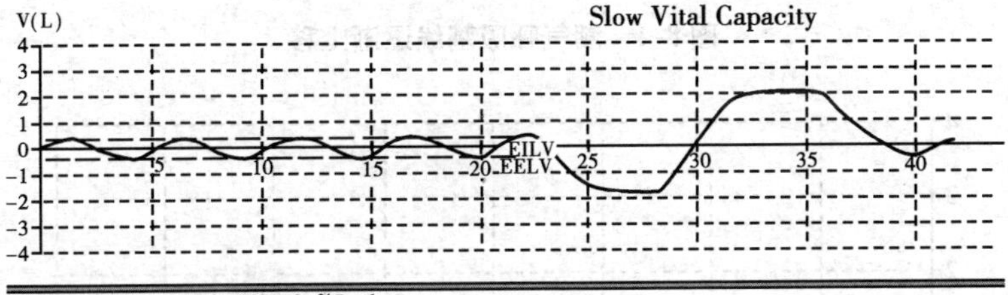

Parameter	UM	Pred.	TEST#3	%Pred.
IVC	L(btps)	5.33	3.88	72.7
ERV	L(btps)	1.60	1.38	86.3
IRV	L(btps)		1.68	
VE	L/min		9.20	
Rf	L/min		11.40	
Vt	L(btps)		0.81	
VT/Ti	--		0.32	
Ti/Ttot	--		0.48	

B

图 8-3　一次呼气法（A）及一次吸气法（B）慢肺活量检查，平静呼吸 4～5 个周期，呼气末基线无漂移，呼气至残气量位及吸气至肺总量位时均出现平台

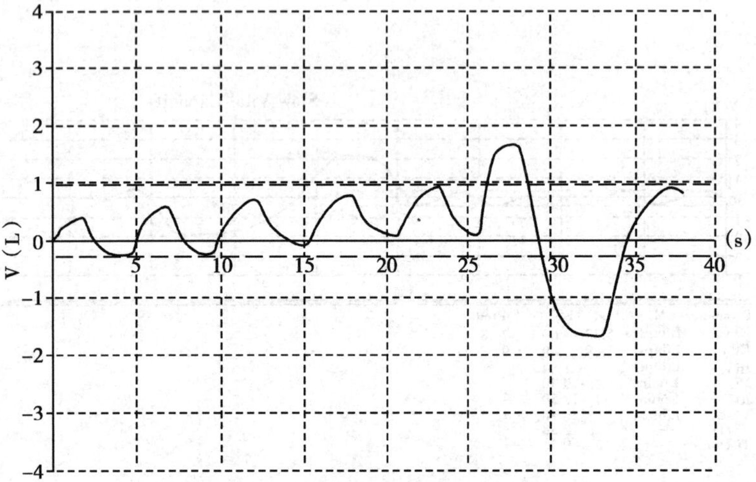

图 8-4　潮气呼吸基线逐渐上移

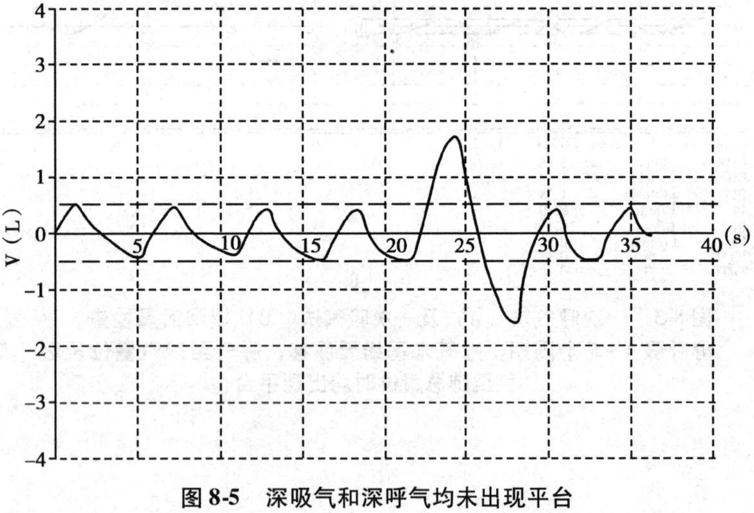

图 8-5　深吸气和深呼气均未出现平台

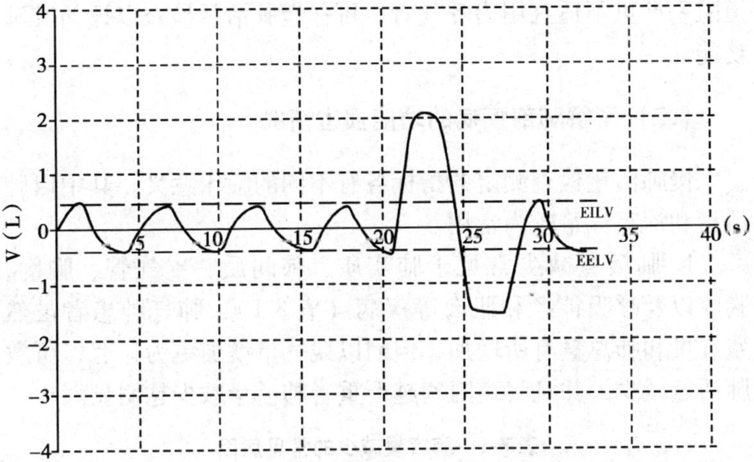

图 8-6　深呼气时声门早闭

5. 对慢肺活量的测量，如测定次数过多，可能出现肌肉疲劳及容量滞后效应。

6. 慢肺活量的测定采用一次吸气法、一次呼气法或分次呼吸法在正常人应无差异，但对有明显的气道阻塞的患者，可能会出现吸气肺活量大于呼气肺活量的情况，特别是呼吸过程中用力呼气影响会更大。

7. 测定的慢肺活量容积应注意体温饱和水蒸气标准大气压（BTPS）状态的转换。部分简易肺量计无此转换功能，会使实验室之间以及受试者个体之间的容量测定产生误差。

四、临 床 应 用

（一）部分替代用力肺活量检查

部分病情较重，难以配合用力肺活量检测者，或未能掌握用力肺活量检测的暴发动作要领，不能完成配合检测者，或气道阻塞严重不适宜用力呼气者，可作慢肺活量检查以评估其肺功能。

（二）了解肺部疾病的功能损害情况

慢肺活量检查测定的指标各有不同的临床意义，其中以肺活量和深吸气量较为常用。

1. 肺活量减少常见于肺实质、肺间质、支气管、胸廓、胸腔以及呼吸神经和肌肉等疾病（表 8-1），肺气肿患者虽然残气量和肺总量有所增加，但因以残气量增加更为显著，可致肺活量减少，并且气道阻塞越严重者肺活量减少越明显。

表 8-1　肺容量减少的常见病因

病变部位	常见疾病
胸腔	气胸、胸腔积液、胸腔肿瘤
肺实质	肺炎、肺部巨大占位性病变、肺叶切除
肺间质	肺纤维化、石棉肺、尘肺
胸廓畸形	脊柱后凸、侧凸，胸廓成形术后
支气管	主支气管或段支气管完全阻塞致肺不张
神经肌肉	神经肌肉疾患引起的呼吸肌肉无力

2. 慢性阻塞性肺疾病患者由于其肺呈过度通气状态，残气量增加，因而其深吸气量明显减少，提示吸气代偿能力降低。经有效药物或康复治疗等干预后，部分患者的 FEV_1 虽无明显改善（仍然存在气流受限），但深吸气量的改善可较气流受限的改善更为明显，并与患者的呼吸困难症状的改善以及活动能力的增加有明显的相关，提示深吸气量可作为有效干预治疗的重要观察指标。

（安嘉颖）

第九章　肺量计通气功能检查的方法和临床评价

肺通气功能是指单位时间随呼吸运动进出肺的气体容积，显示时间与肺容积的关系，并与呼吸幅度、用力大小有关，是一个较好的反映肺通气能力的动态指标。凡能影响呼吸频率、呼吸幅度和气体流速的生理、病理因素均可影响肺通气功能。

肺通气功能包括分钟通气量、肺泡通气量、最大分钟通气量和时间肺活量等，以后者最为常用。肺量计（spirometer）是最常用的肺通气功能检查设备，除肺泡通气量外其余参数均能以肺量计直接测定，因而肺量计检查（spirometry）亦是临床上最常用的检查方法（图 9-1）。

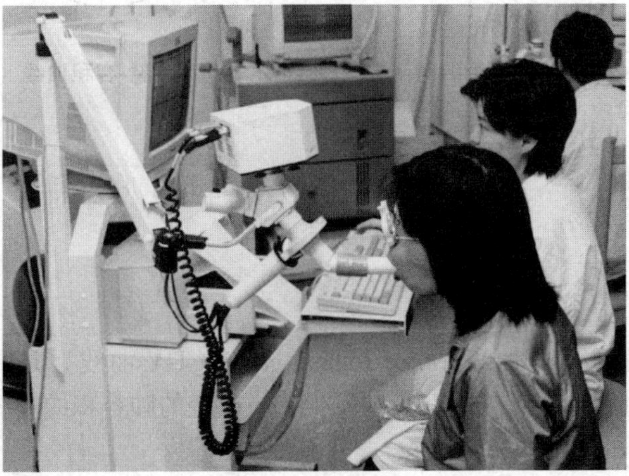

图 9-1　肺量计检查

时间肺活量检查由于需要受试者在检查过程中尽最大努力呼吸，通常也称作用力肺活量（FVC）检查，代表用力依赖性的肺功能检查。检查仪器采用肺量计，但肺量计已从过去常用的水密封浮筒式肺量计发展到现在基于流量传感技术和计算机技术的电子肺量计，后者可实时检测呼吸容积和气体流量，同时描绘 FVC 测量的时间-容积曲线和流量-容积曲线（图 9-2）。由于检查技术的发展，使检查的方便性和准确性大大提高，因而其应用也日益广泛，肺功能检查的重要性也越来越受到人们的重视。

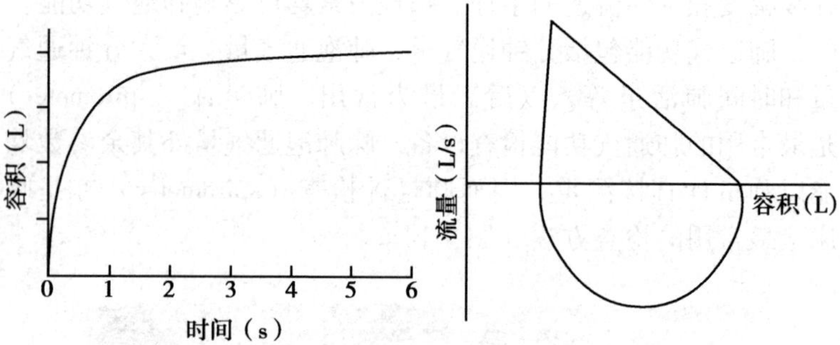

图 9-2　肺量计检查的时间-容积曲线（左）**和流量-容积曲线**（右）

一、时间-容积曲线的定义及常用指标

（一）定义

时间-容积曲线（time-volume curve，T-V 曲线）是在用力呼气过程中各呼气时间段内发生相应改变的肺容积的呼气时间与容积关系图。

（二）常用指标

T-V 曲线上的常用指标包括用力肺活量（FVC）、第 1 秒用力呼气容积（FEV_1）、最大呼气中期流量（MMEF）等（图 9-3）。

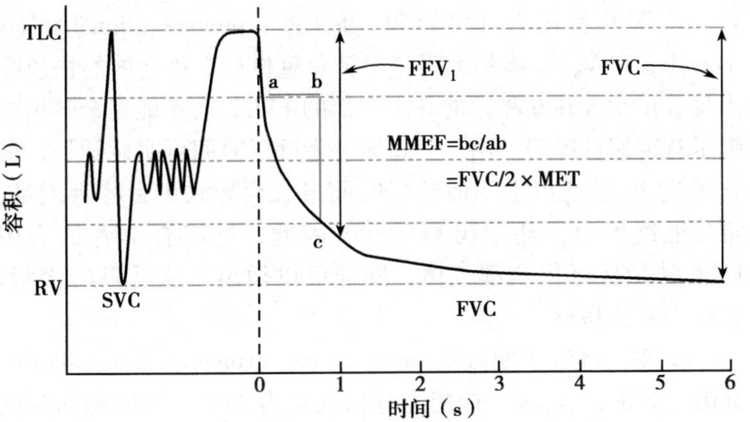

图 9-3 时间-容积曲线上的常用指标

标注说明：FVC：用力肺活量；FEV_1：第 1 秒用力呼气容积；MMEF：最大呼气中期流量；TLC：肺总量；RV：残气量；SVC：慢肺活量；MET：用力呼气中段时间（图中 ab 段）

1. 用力肺活量（forced vital capacity，FVC） 指最大吸气至肺总量位后以最大的努力、最快的速度作呼气，直至残气量位的全部肺容积。用力肺活量占预计值百分比（FVC% Pred）超过正常预计值上限或 >80% 预计值为正常（前者更为准确），同一人多次测量中最佳两次的误差 <5%。

2. 第 1 秒用力呼气容积（forced expiratory volume in one second，FEV_1） 指最大吸气至肺总量位后 1 秒之内的快速呼出量。FEV_1 既是容积检查也是流量检查。

3. 1 秒率（FEV_1/FVC、FEV_1/VC） 是 FEV_1 与 FVC 或

VC的比值，常用百分数（%）表示。通常大部分的正常人1秒能呼出FVC的70%～80%以上。慢性阻塞性肺疾病全球创议（GOLD）建议COPD的诊断标准中，如在吸入支气管舒张剂后1秒率仍低于70%考虑有气流受限，但应注意，1秒率与年龄呈负相关，年龄越大1秒率越低，年幼者正常1秒率可>90%，而高龄年长者1秒率也可能低于70%，需注意鉴别。

4. 第6秒用力呼气容积（forced expiratory volume in six seconds，FEV_6） 指最大吸气至肺总量位后6秒之内的快速呼出量。正常人在6秒内能呼出全部的FVC，若不能完全呼出则提示有阻塞性障碍。由于气道阻塞者呼气时间可明显延长，最长可达20秒或以上，但呼气时间过长会导致患者呼吸困难，难以继续配合，甚至出现危险，因此，近年有学者认为用FEV_6来取代呼出全部气体，同样可以做出气流受限的诊断，且较为简便易行。

5. 最大呼气中期流量（maximal mid expiratory flow、MMEF、MMF、$FEF_{25\%\sim75\%}$） 指用力呼出气量为25%～75%肺活量间的平均流量。最大呼气中段曲线处于FVC非用力依赖部分，即呼气流量随用力程度达到一定限度后尽管增加用力，其呼气流量固定不变。但在测定FVC全过程需持续用力呼气以达到流量限度，才能准确测定MMEF。低肺容积位的流量受小气道直径所影响，流量下降反映小气道的阻塞。FEV_1和FEV_1/FVC均正常者，其MMEF值却可低于正常，常常见于小气道疾患。因此，最大呼气中期流量可作为早期发现小气道疾患的敏感指标。最大呼气中段时间（mid-expiratory time，MET）所测定的不是流量而是呼出肺活量25%～75%容量所需的时间。与肺容积和年龄改变的关系较小。最大呼气中期流量计算方法：将FVC曲线按容量分为4个等份，取第2与第3等份，即肺活量的25%～75%两个等份，分析容量与时间的关系：MMF = FVC/2 × MET。

6. 用力呼气开始 200 ~ 1200ml 的流量（$FEF_{200\sim1200}$） 是用力呼气开始 200 ~ 1200ml 的平均流量，反映呼气早期的流量改变，通常在胸内型上气道阻塞时有下降，是较为敏感的判断指标。

二、流量-容积曲线的定义及指标

（一）定义

用力依赖性肺功能检查主要是检查在用力呼气和用力吸气过程中呼吸的容积和流量的改变。由于流量的时间积分为容积，反之，容积的时间微分即为流量。现代计算机技术的发展，可瞬间将容积和流量的函数进行计算，并描记出流量与容积的关系，即流量-容积曲线（flow-volume curve，F-V 曲线）。F-V 曲线在呼吸过程中构成一密闭的环状，故称流量-容积环（F-V loop）（图 9-4）。

F-V 曲线可提供不同肺容量位下的流量特征，对临床诊断有较大的帮助。呼气相流量-容积曲线的特点是呼气早期流量迅速增至最高值（最高呼气流量，PEF），峰值点约位于肺总量位至 75% 肺总量位之间，其值与受试者的努力程度有关（高肺容量呼气流量用力依赖性），在呼气相中后期，即低肺容量时呼气流量与用力无关（低肺容量呼气流量用力非依赖性），流量-容积曲线随肺容积降低而缓慢下降，逐渐向下倾斜至残气位。

（二）常用指标

流量-容积曲线上的常用指标有最高呼气流量、用力呼气 25%、50% 及 75% 肺活量位时的瞬间流量、50% 肺活量位的用力吸气流量等。

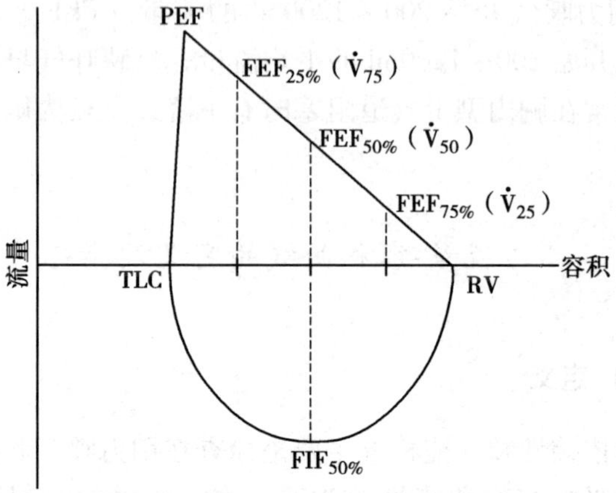

图 9-4　流量-容积曲线及其常用指标

标注说明：PEF：最高呼气流量；$FEF_{25\%}$（$\dot{V}_{75}$）：$FEF_{25\%}$（$\dot{V}_{75}$）用力呼出 25% 肺活量位气体的瞬间流量；$FEF_{50\%}$（$\dot{V}_{50}$）：用力呼出 50% 肺活量位气体的瞬间流量；$FEF_{75\%}$（$\dot{V}_{25}$）：用力呼出 75% 肺活量位气体的瞬间流量；$FIF_{50\%}$：用力吸入 50% 肺活量位气体的瞬间流量；TLC：肺总量；RV：残气容积

1. 最高呼气流量（peak expiratory flow，PEF）　用力呼气时的最高气体流量，是反映气道通畅性及呼吸肌肉力量的一个重要指标，与 FEV_1 有密切关系。PEF 亦可通过微型呼气峰流量仪检查。正常值：男性约 9L/s，女性约 7L/s。

2. 用力呼气 25% 肺活量（余 75% 肺活量）时的瞬间流量（forced expiratory flow after 25% of the FVC has been exhaled，$FEF_{25\%}$，$\dot{V}_{75}$）　是反映呼气早期的流量指标，大气道阻塞时其值明显下降。正常值：略低于 PEF。

3. 用力呼气 50% 肺活量（余 50% 肺活量）的瞬间流量（$FEF_{50\%}$，$\dot{V}_{50}$）　是反映呼气中期的流量指标。其与 MMEF 及 $FEF_{75\%}$ 共同参与对小气道功能障碍的判断。这 3 个指标当中如有 2 个以上下降，反映有气道阻塞或小气道病变。正常值：与

MMEF 相近。

4. 用力呼气 75% 肺活量（余 25% 肺活量）的瞬间流量（$FEF_{75\%}$，V_{25}）是反映呼气后期的流量指标，其临床意义与 $FEF_{50\%}$、MMEF 相似。正常值：约为 MMEF 的 1/2。

5. 50% 肺活量位呼气流量与吸气流量的比值（$FEF_{50\%}/FIF_{50\%}$）是反映上气道阻塞的重要指标，该比值如 >1 提示可能有胸外型上气道阻塞。正常值：<1。

三、适应证与禁忌证

（一）适应证

1. 未明原因呼吸困难。
2. 未明病因咳嗽。
3. 支气管哮喘。
4. 慢性阻塞性肺疾病。
5. 药物或其他治疗方法的效果评价。
6. 肺功能损害的性质和严重程度评价。
7. 胸腹部手术者及其他手术项目术前评估。
8. 鉴别气道阻塞的类型。
9. 职业性劳动力鉴定。
10. 体格检查。

（二）禁忌证

1. 绝对禁忌证

（1）近 3 个月患心肌梗死、休克者。

（2）近 4 周严重心功能不稳定、心绞痛者。

（3）近 4 周大咯血者。

（4）癫痫发作需要用药物治疗者。

（5）未控制的高血压患者（收缩压 > 200mmHg，舒张压 > 100mmHg）。

（6）主动脉瘤患者。

（7）严重甲状腺功能亢进者。

2. 相对禁忌证

（1）心率 > 120 次/分者。

（2）气胸、巨大肺大泡且不准备手术治疗者。

（3）孕妇。

（4）鼓膜穿孔患者（需先堵塞患侧耳道后测定）。

（5）近期呼吸道感染（ < 4 周）者。

（6）免疫力低下者。

呼吸道传染性疾病［如结核病、流感、冠状病毒传染性肺炎（SARS）等］或感染性疾病（如各种肺炎）患者急性期不宜进行肺功能检查，免疫力低下者也不宜做肺功能检查。如确有必要，应严格做好疾病控制与防护。

四、检 查 方 法

（一）检查仪器准备

1. 肺功能仪器应能满足一定的技术要求，可参考美国胸科协会（ATS）或欧洲呼吸学会（ERS）的标准。

2. 作室温、室压、湿度等的校正。采用体温（37℃）、标准大气压（760mmHg）、饱和水蒸气的气体状态（BTPS）作校正。因气体容积受这些因素的影响，有些仪器需人工输入检查当时的室温、大气压、室内湿度等，以对上述因素校正。部分实验室容易忽略这些校正而使检查结果发生误差。通常每次开机均需作 BTPS 校正，如日间室温变化较大的实验室亦需作适时校正。

3. 每次启动肺量计时需经容量定标器（推荐用3.000L）标定，确证该肺量计工作正常（误差应≤3%），这一点很重要。现有的部分仪器自称产品出厂时已经标定，用户使用时不需再次验证，这是错误的。我们在工作中常发现有些仪器使用一段时间后会出现基线漂移，导致检查结果误差增大，如不进行标化则不能排除系统误差，最终可导致肺功能误诊。

（二）检查动作规范

用力肺活量检查需要指导者（技术员）和受试者的相互密切配合。

1. 指导者 指导者细心地解释和良好的示范是检查成功的关键之一，因此指导者在做肺功能检查前应受到严格的培训。在开始检查前应：

（1）详细询问受试者病史、吸烟史、最近用药情况（包括使用的药物；是否有使用影响支气管功能的支气管舒张剂如肾上腺素能受体兴奋剂、胆碱能受体拮抗剂、黄嘌呤类药物，支气管收缩剂如肾上腺素能受体抑制剂等；使用的剂量；使用的时间等）。需注意排除受试者合并有用力肺功能检查的禁忌证。

（2）为准确的得到受试者的肺功能预计值，测量体重时轻衣测量；测量身高时应脱鞋。

（3）向受试者详细解释检查步骤及注意事项，务必让受试者理解为何需要他的良好配合。

（4）指导者示范，完全吸气和用力持续呼气演示。这也是非常关键的一点。我们发现有些检查指导者“只说不做”，即只是口头解释，自己并不演示，结果受试者总是不得要领，虽然多次用力呼吸但仍不符合要求，耗费了受试者的大量体力，而结果欠佳。检查时指导者通过身体语言（用手拉、按受试者的肩膀等提示）可有助于受试者的呼吸配合。

（5）在受试者检查时不断提示和鼓励受试者，使其能按照指导者的指令完成用力呼吸动作。

2. 受试者　受试者的良好配合也是 FVC 检查的关键一环，如图 9-5 所示，呼吸的努力程度对结果影响很大，A > B > C > D，如受试者不能良好配合将使用力肺功能检查失去意义。要求受试者有良好的理解和模仿能力。对于大多数受试者，通过指导者的耐心解释和良好示范都能理解和配合，少部分患者如 < 5 岁的儿童、理解能力差的老人、重症患者或神志不清者则不能进行 FVC 检查。

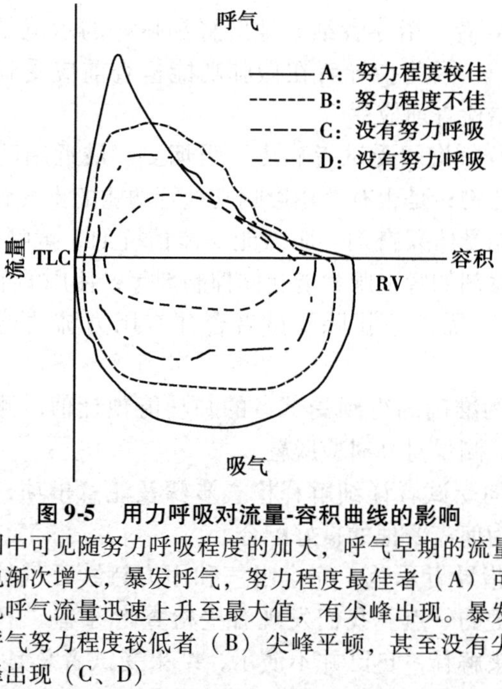

图 9-5　用力呼吸对流量-容积曲线的影响

图中可见随努力呼吸程度的加大，呼气早期的流量也渐次增大，暴发呼气，努力程度最佳者（A）可见呼气流量迅速上升至最大值，有尖峰出现。暴发呼气努力程度较低者（B）尖峰平顿，甚至没有尖峰出现（C、D）

（1）受试者取坐位并坐直，双脚着地，双目平视，避免头过后仰或低头俯身、不要靠背。正确的坐姿能使受试者取得最大的呼吸量。

（2）按指导者指令练习用力呼吸动作，掌握 FVC 动作要领。在检查前练习能及早发现问题，正确掌握动作要领可加快试验进度，避免受试者疲劳，取得满意结果。

（3）口接咬口器，用唇紧密包绕咬口器，夹上鼻夹，保证口鼻不漏气。部分受试者如不能保证口角不漏气，可加用带唇齿掩的特殊咬嘴。

（4）完全吸气，然后用力、快速、完全呼气，一气呵成。要求暴发力呼气，起始无犹豫，呼气中后期用力程度可略减，但在整个呼气过程中无中断，直至呼气完全、避免咳嗽或双吸气；呼气时间应按指导者的要求尽可能地延长，一般情况下成人呼气要求在 6 秒以上。如呼气时间不足 6 秒，则需在时间容积曲线上显示出呼气平台（呼气流量变化 $<30ml$，持续 1 秒以上）。

（5）在呼气完全后按指令立刻用力快速吸气至完全。检查结果可被接受。

（6）休息片刻后（一般间隔 30 秒至数分钟，依受试者情况而定），重复上述 3、4、5 项测定，至少完成测定 3 次，一般不超过 8 次。

五、临 床 评 价

肺通气功能是否异常以及异常的种类和程度可通过肺量计检查进行判断。

（一）通气功能障碍的类型

依通气功能损害的性质可分为阻塞性通气功能障碍、限制性通气障碍及混合性通气障碍。各种损害的 T-V 曲线和 F-V 曲线见图 9-6。

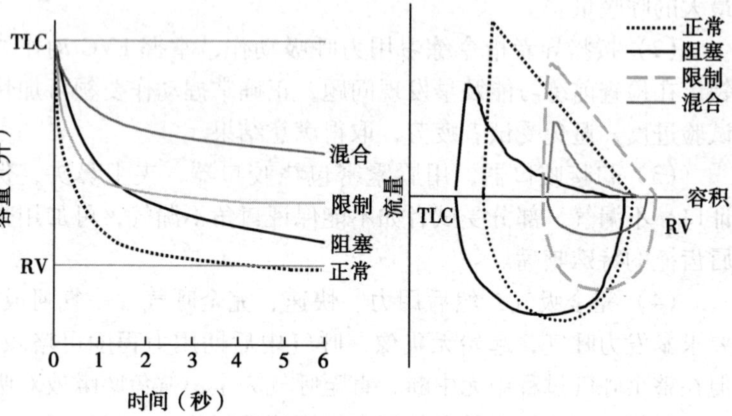

图 9-6　各种类型通气功能障碍的时间-容量曲线和流量-容积曲线特征

1. 阻塞性通气功能障碍　是指由于气道阻塞引起的通气障碍，主要表现为 FEV_1 及其与 FVC 的比值 FEV_1/FVC% 的显著下降。该比值与年龄有关，一般情况下少年儿童 >85%、青年 >80%、中年 >75%、老年 >70%。MVV、MMEF、$FEF_{50\%}$ 等指标也有显著下降，但 FVC 可在正常范围或只轻度下降。流量-容积曲线的特征性改变为呼气相降支向容量轴的凹陷，凹陷愈明显者气流受限愈重。

阻塞性通气功能障碍的特殊类型：

（1）小气道病变（small airway disorder）：小气道病变是气道阻塞的早期表现，其病变部分是可逆的。小气道因其数量多，总横截面积大，对气流的阻力仅占总阻力的 20% 以下，因此，当它早期发生病变时，临床上可无症状和体征，通气功能改变也不显著，FVC、FEV_1 及 FEV_1/FVC 比值尚在正常范围，但此时 T-V 曲线的 MMEF 及 F-V 曲线的 $FEF_{50\%}$、$FEF_{75\%}$ 均可有显著下降，反映该病对通气功能的影响主要为呼气中后期的流量受限。当该 3 项指标中有 2 项低于正常预计值的

65%，可诊断为小气道病变。小气道病变常见于慢性阻塞性肺部疾病早期、哮喘或吸烟者。

(2) 上气道梗阻（upper airway obstruction，UAO）：UAO是阻塞性通气障碍的一种特殊类型，上气道是指气管隆嵴以上至声门的气道，气管异物、肿瘤、肉芽肿、淀粉样变、气管内膜结核、喉头水肿、声门狭窄等均可发生UAO。上气道梗阻者其最大分钟通气量（MVV）下降较 FEV_1 下降更甚。

依上气道梗阻部位在胸廓入口以内或胸廓入口以外可分为胸外型UAO或胸内型UAO，胸廓入口是指第一胸椎、左右第一肋骨和胸骨切迹围成的一个胸廓开口。依梗阻时是否会受吸气或呼气流量的影响可分为固定型和可变型。

1) 可变胸外型UAO：由于梗阻部位发生于胸廓入口以外，吸气时气道内压下降低于大气压，在大气压力的作用下气管壁趋于闭陷，吸气阻力增加致吸气流量受限明显；但呼气时因气道内压高于大气压而使气道趋于扩张，故气流受限可不明显。流量-容量曲线上表现为吸气相特征性的平台样改变（图9-7A），$FEF_{50\%}/FIF_{50\%}$ 比值 >1。由于胸外型UAO表现为吸气性呼吸困难，临床上出现三凹征，喉头部可闻及吸气相干啰音，临床上较易发现和处理。

2) 可变胸内型UAO：与可变胸外型UAO相反，当上气道梗阻部位在胸廓入口以内时，由于吸气时胸内压下降，胸内压低于气道内压，肺组织因扩张而向外牵拉致气道扩张。吸气相气流受限可能不甚明显，但呼气时胸内压增加高于气道内压，使气管趋于闭陷，气道阻力增加因而使原有的气道阻塞进一步加重，表现为呼气流量明显受限，尤其在用力依赖性的呼气早中期，$FEF_{200\sim1200}$、$FEF_{50\%}$ 等反映呼气早中期的流量显著下降。流量-容量曲线表现为呼气相特征性的平台样改变（图9-7B），$FEF_{50\%}/FIF_{50\%}$ 比值 <1。胸内型UAO临床上不易诊断，易被误诊为COPD或支气管哮喘等疾病而延误治疗，应引起临

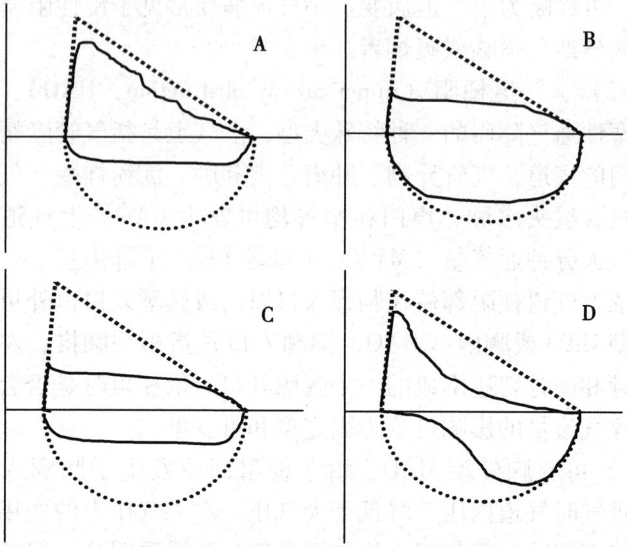

图 9-7　上气道梗阻（UAO）的流量-容积曲线的特征性表现
虚线为正常的流量-容积曲线。图中 A 显示可变胸外型 UAO，以吸气流量受限为主要特征，吸气相流量呈平台样改变；图中 B 显示可变胸内型 UAO，以呼气流量受限为主要特征，呼气相流量呈平台样改变；图中 C 显示固定型 UAO，吸气和呼气流量均明显受限，受呼吸时相改变的影响较少，呼、吸双相流量均呈平台样改变；图中 D 单侧主支气管不完全性阻塞，流量-容积曲线表现为双蝶型改变，吸、呼流量受限主要表现在呼吸时相的后期

床重视。

3）固定型 UAO：当 UAO 病变部位较广泛或因病变部位较僵硬，气流受限不再受呼吸时相的影响时，则为固定型 UAO。此时吸、呼气流量均显著受限而呈平台样改变，$FEF_{50\%}/FIF_{50\%}$ 比值接近 1（图 9-7C）。固定型 UAO 往往提示气道梗阻病情较为严重。

4）单侧主支气管不完全性阻塞：流量-容量曲线表现为双蝶型改变（图 9-7D），这是因为患侧肺气流由于受到阻塞因素的影响而受限，但健侧肺气流却不受影响，因而在吸气和（或）呼气时相的早中期主要为健侧通气，患侧通气则在后期缓慢吸入和（或）呼出所致。此类型患者的呼气相曲线易与一般的阻塞性通气障碍混淆，因此单一做呼气相的流量-容积曲线无法进行鉴别。作者鼓励作用力肺活量检查时同时作用力吸气肺活量检查，即进行完整的流量-容积曲线检查，以获取有无吸气受限的信息。应结合吸气相改变及临床资料分析。

5）单侧（左或右）主支气管完全阻塞：此时因只有健侧肺通气，而患侧肺无通气，形同虚设，故肺功能检查可表现为限制性通气障碍（图 9-6），应与引起限制性障碍的其他疾病鉴别。

6）慢性咽炎所致咳嗽：F-V 曲线呈现呼气相早期的高位小平台特征（图 9-8），我们的研究表明有此特征的患者激发试验多为阴性，这与咳嗽变异型哮喘所致的咳嗽有一定的鉴别意义。

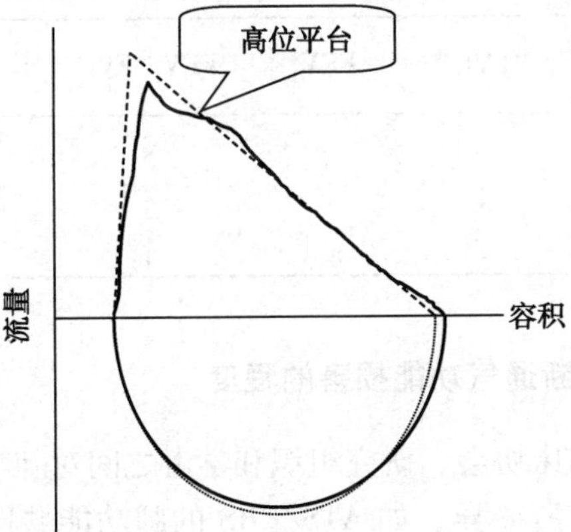

图 9-8　上呼吸道咳嗽综合征的流速容量曲线显示呼气相高位小平台特征

2. 限制性通气障碍　是指因胸肺扩张受限引起的通气功能障碍。用力肺活量检查显示 FVC 明显下降（图 9-6）。但由于在气流明显受限的患者，FVC 也可能有所下降，此时 FVC 的判断效能会受到影响。反映肺容量更为准确的指标如肺总量（TLC）、残气量（RV）及 RV/TLC 比值对限制性通气功能的判断更为精确。TLC 下降为主要指标，VC、RV 减少，RV/TLC% 可以正常、增加或减少。常见于胸廓、胸膜、肺间质病变等。

3. 混合性通气障碍　兼有阻塞性及限制性两种表现，主要表现为 TLC、VC 及 FEV_1/FVC% 的下降，而 FEV_1 降低更明显。流量-容量曲线显示肺容量减少及呼气相降支向容量轴的凹陷（图 9-6）。此时应与假性混合性通气功能障碍区别，后者的 VC 减少是由于肺内残气量增加所致，常见于慢阻肺及哮喘患者，作肺残气量测定或支气管舒张试验可资鉴别。

各类型通气功能障碍的判断及鉴别见表 9-1。

表 9-1　各类型通气功能障碍的判断及鉴别

障碍类型	FVC	FEV_1	FEV_1/FVC	RV	TLC
阻塞性	-/↓	↓	↓	↑	↑
限制性	↓	↓/-	-/↑	↓/-	↓
混合性	↓	↓↓	↓	?	?

（二）判断通气功能损害的程度

不同的临床协会、研究组织和学者之间对肺功能损害的程度评估标准有所差异，如 ATS/ERS 的肺功能共同指南与慢性阻塞性肺疾病全球创议（GOLD）指南的严重度划分就不一样。应注意到虽然有证据显示肺功能损害的程度可能与疾病的发作频度、严重程度、生活质量、病死率等因素有关，但不能仅依此判断疾病的严重程度。举一个简单的例子，一个肺功能正常的哮喘患者在接触某变应原后可能会立即诱发严重的气道痉挛、窒息甚至死亡。

通气功能障碍程度的划分主要是协助临床医师判断疾病的严重程度，对患者的疾病知识教育，也有部分协助用药选择的目的，但应强调的是肺功能损害程度的判断应结合临床资料进行具体分析、综合判断。

ATS/ERS（2005）有关肺功能检查的联合指南建议：不论阻塞性、限制性或混合性通气功能障碍，均可依照 FEV_1 占预计值的百分率对肺功能损害的程度作出判断（表 9-2）。

表 9-2　肺功能损害程度的分级判断

严重程度	FEV_1% 预计值
轻度	≥70%，但 < 正常预计值下限或 FEV_1/FVC 比值 < 正常预计值下限
中度	60% ~69%
中重度	50% ~59%
重度	35% ~49%
极重度	<35%

（郑劲平）

第十章　肺量计通气功能检查的质量控制标准及注意事项

肺通气功能的检查结果受到诸多因素的影响，如检查仪器的特性、受试者的状况及良好配合、检查人员的素质及对受试者的指导能力、检查过程的规范化、检查结果的评估解释等，其严格的质量控制是正确评估用力肺活量结果的前提。由于用力肺活量的检查对检查操作者和受试者有较高的技术要求，其质量控制更受到人们的关注。

世界上不少国家和地区的呼吸病学会，如美国胸科学会（ATS）、欧洲呼吸学会（ERS）等，相继颁布了肺量计检查标准，并依据实验数据不断更新，这些检查标准的制订对临床肺功能应用的指导起了非常重要的促进作用。我国的肺功能检查虽然也开展了半个多世纪，可是至今尚无肺功能检查质量控制的工作指南或指导意见，仍有不少医务工作者对肺功能检查的质量控制认识不足，应特别强调加强质控的重要性。

一、用力肺功能检查的质量控制标准

（一）用力肺功能检查的质量控制标准

如表 10-1 所示，质控标准包括外推容积、呼气时间、T-V 曲线和 F-V 曲线监控、检查次数、可重复性和取值标准等内容。

表 10-1　用力肺功能检查的质量控制标准

参数	标　　准	解　　释
外推容积	<5% FVC 或 <150ml，取最大值	是判断用力呼气起始努力程度的标志，其值增大说明开始呼气时暴发努力不够。外推容积增大会导致呼气峰流量（PEF）和第一秒用力呼气容积（FEV_1）减少
呼气时间 呼气相时间-容积曲线（T-V 曲线）	≥6 秒 显示呼气-容积曲线出现平台（容积变化 <30ml），持续时间≥1 秒	是判定是否完全呼气的重要标志 如呼气时间 <6 秒，则可参考时间-容积曲线是否出现平台 呼气时间过短可使用力肺活量（FVC）减少，尤其见于气流阻塞者
流量-容积曲线（F-V 曲线）	起始无犹豫；PEF 尖峰迅速出现，呼气无中断，无咳嗽，曲线平滑，一气呵成。吸气相同样应尽最大努力，流量环闭合	是 FVC 检查重要的质控内容。呼气相 F-V 曲线呈三角形，升支陡直，降支几乎呈直线均匀下降。吸气相呈半圆形。气流受限时呼气相降支呈特征性的向容积轴凹陷
检查次数	3～8 次	次数过少不能做出重复性判断，过多可能会导致受试者的疲劳
重复性	最佳 2 次 FVC 及 FEV_1 的变异 <5% 或 <200ml	可通过直观的 V-T 曲线和 F-V 曲线观察曲线重叠情况做出初步判断
取值标准	从不同的检查曲线中，FVC 和 FEV_1 取其中的最大值。其余参数（如 PEF、$FEF_{50\%}$、$FEF_{75\%}$ 及 MMEF 等可取最佳曲线 FVC + FEV_1 值最大的曲线）上的参数值	

（二）重复性检查的判断等级

在满足检查次数要求的基础上，一般要求最佳 2 次 FVC 及 FEV_1 的变异 <5% 或 <0.2L。依重复性检查结果，可分为五个等级判断：

A 级：最佳二次可接受的 FEV_1 的差值≤0.1L。

B 级：最佳二次可接受的 FEV_1 的差值≤0.2L。

C 级：最佳二次可接受的 FEV_1 的差值 >0.2L。

D 级：只有一次 FEV_1 满足可接受的质量控制标准。

F 级：所有肺功能检查均不满足可接受的质控标准。

二、注 意 事 项

1. 上述质控标准仅适用于成人和年长儿童。对于年幼儿童，由于其生理特点和理解、协调能力较差，外推容积、呼气时间、检查次数和重复性等标准可能并不适合。

2. 由于从用力呼气起始瞬间到达到最大呼气流量需要一定的时间，在暴发力比较强的受试者时间较短就可以完成，所相应呼出的气量（称为外推容积，back-extrapolated volume）也较少，而暴发力不足的受试者所需时间就较长，外推容积也较大，因此计算该段时间和外推容积可作为是否用力暴发呼气的质控指标。

外推容积是呼气时间零点开始前所呼出气体的容积。呼气时间零点设定为时间-容积曲线上吸气末延长线与呼气流量最大值斜率延长线的相交点（A）。从呼气时间零点开始计算 1 秒用力呼气容积、6 秒用力呼气容积等指标。A 的垂线与呼气-时间容积曲线的交汇点（B）之间的容积即为外推容积（图 10-1）。

外推容积在大多数电子肺功能仪上均可自动计算。问题在

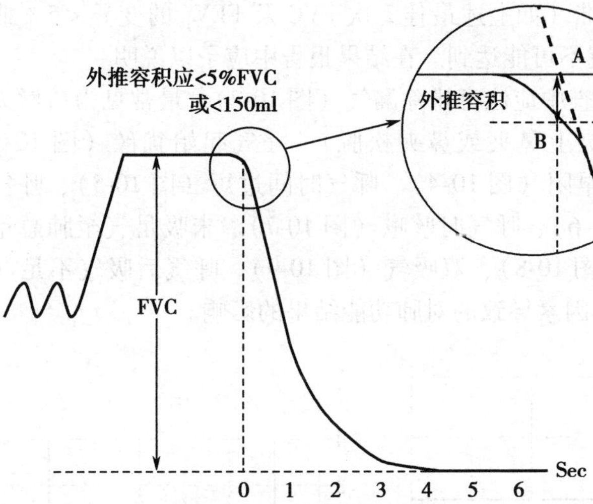

图 10-1　外推容积的计算方法

于在检查结果中应重视外推容积是质量控制的重要参数之一。而在一些简易的肺功能仪中可能无该项指标显示。

3. 呼气时间并不强调一定要 6 秒以上，某些呼吸快速的患者（如肺纤维化等）用力呼气时短期内即可到达平台，延长呼气时间可加重其气促症状或病情，并无必要。因此达到呼气平台的标准也可视为满足质控标准。

4. 部分气道阻塞严重者，呼气时间可长达 20 秒仍未能出现呼气容量平台，此时必须严密观察患者情况，可适时中断呼气。虽然 FVC 可能低于实际数值，但对临床诊断和治疗并无太大影响。

5. 在起始用力呼气后，由于呼气中后期呼气流量非用力依赖，此时可指导受试者只需保持呼气动作，但身体可适度放松，无需过于紧张。

6. 气道敏感性较高的受试者，在多次重复用力呼吸时可能诱发其气道痉挛，从而使呼吸容量和流量均递次减少，此时重复性标准（如上述最佳 2 次 FVC 及 FEV_1 的变异 <5% 或 <200ml）就不可能达到。在结果报告中应予以说明。

7. 检查中应注意排除漏气（图 10-2），最常见为口唇无紧闭、没有夹上鼻夹或鼻夹松脱）、呼气起始犹豫（图 10-3）、呼气声门早闭（图 10-4）、呼气时间过短（图 10-5）、呼气停顿（图 10-6）、呼气时咳嗽（图 10-7）、未吸足气至肺总量位即呼气（图 10-8）、双吸气（图 10-9）、呼气后吸气不足（图 10-10）等因素导致的对肺功能结果的影响。

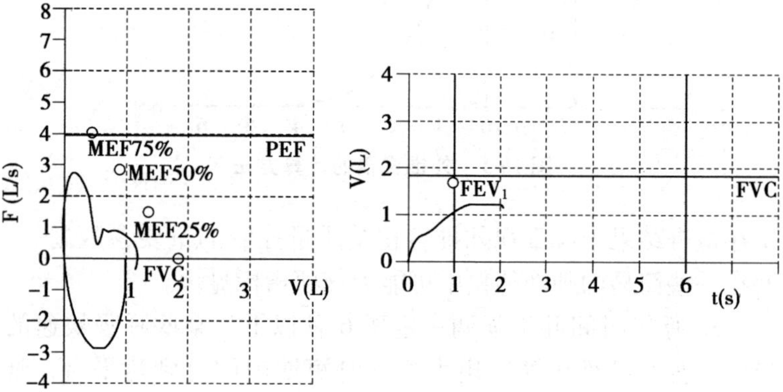

图 10-2　漏气

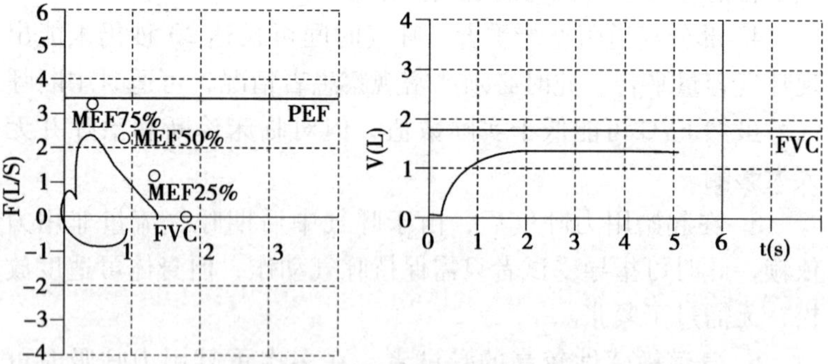

图 10-3　呼气起始犹豫

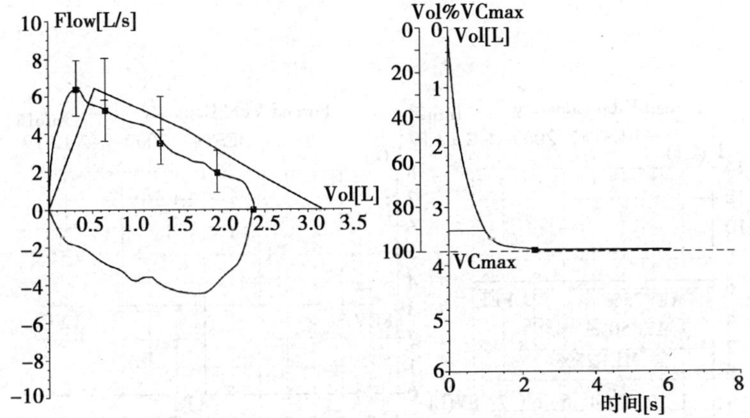

图 10-4　声门早闭的流量-容积曲线和时间-容量曲线特征

图中可见呼气相流量-容积曲线后期（降支后段）突然垂直下降，呼出气流中断，时间-容积曲线也见有明显容量拐点出现。声门早闭多见于年轻人

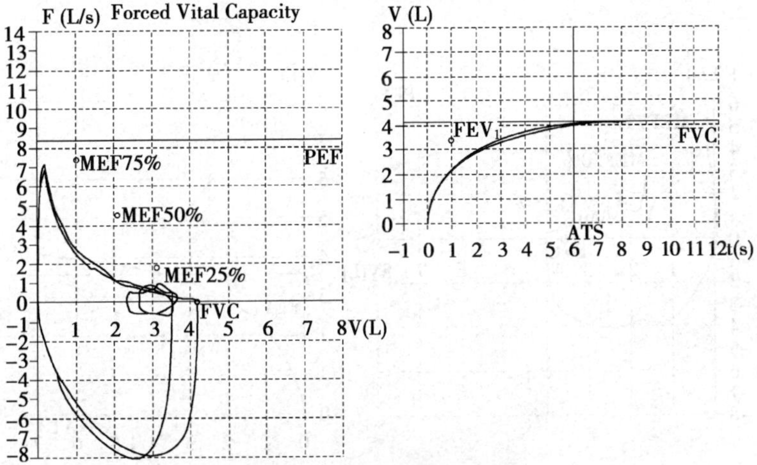

图 10-5　呼气时间过短

图中可见两次测试的结果，在 T-V 曲线和 F-V 曲线上均显示两次测试的起始呼气部分重叠很好，几无差异，但在呼气后期，其中一次呼气时间过短（只有 4 秒多，而另一次则呼气时间长达 8 秒多，与此相应的是两者的用力肺活量（FVC）相差了 500ml 以上，因此，呼气时间不足会影响 FVC，进而影响一秒率（FEV_1/FVC）

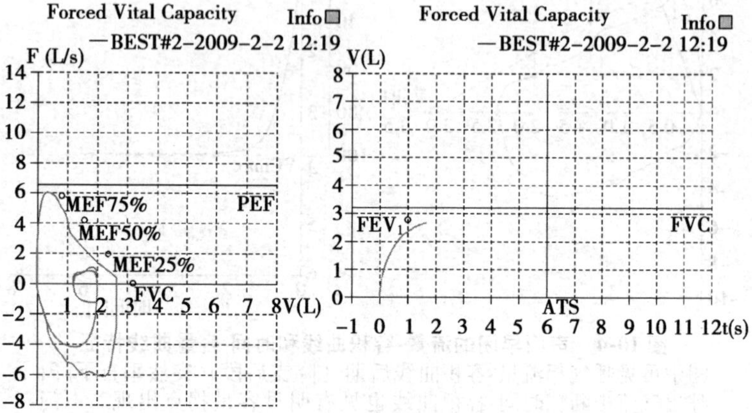

图 10-6　呼气停顿

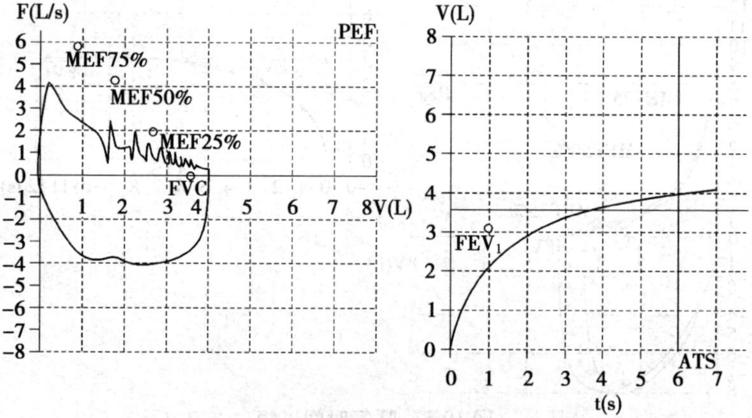

图 10-7　用力呼气肺活量检查中咳嗽图形

该病例在呼气早期出现明显的咳嗽，在时间-容积曲线上显示在用力呼气约 0.5 秒后曲线不再平滑，有明显的顿流量-容积曲线显示呼气相降支中后段出现显著锯齿波形

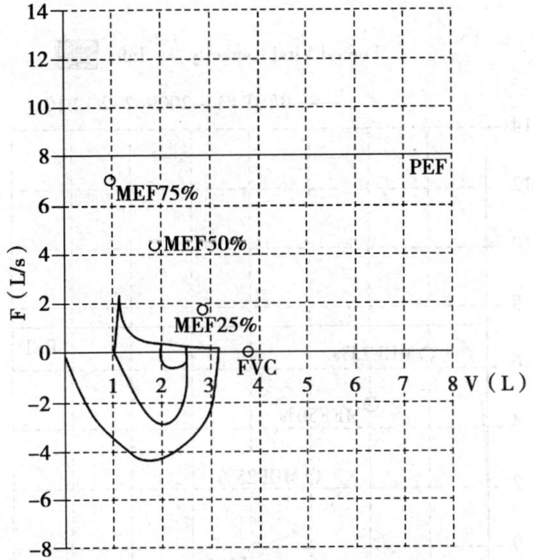

图 10-8　未吸足气至肺总量位即呼气

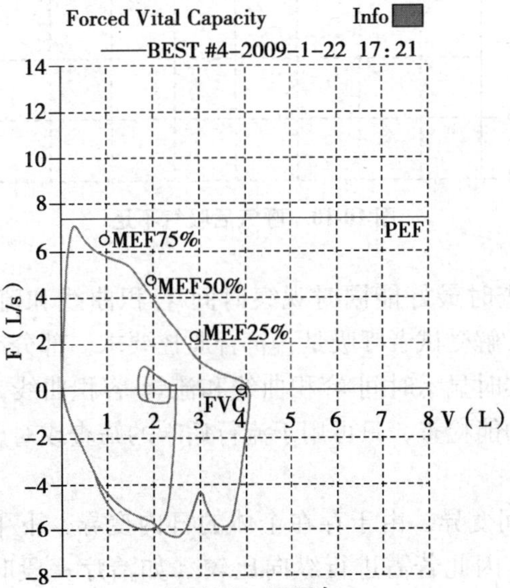

图 10-9　双吸气

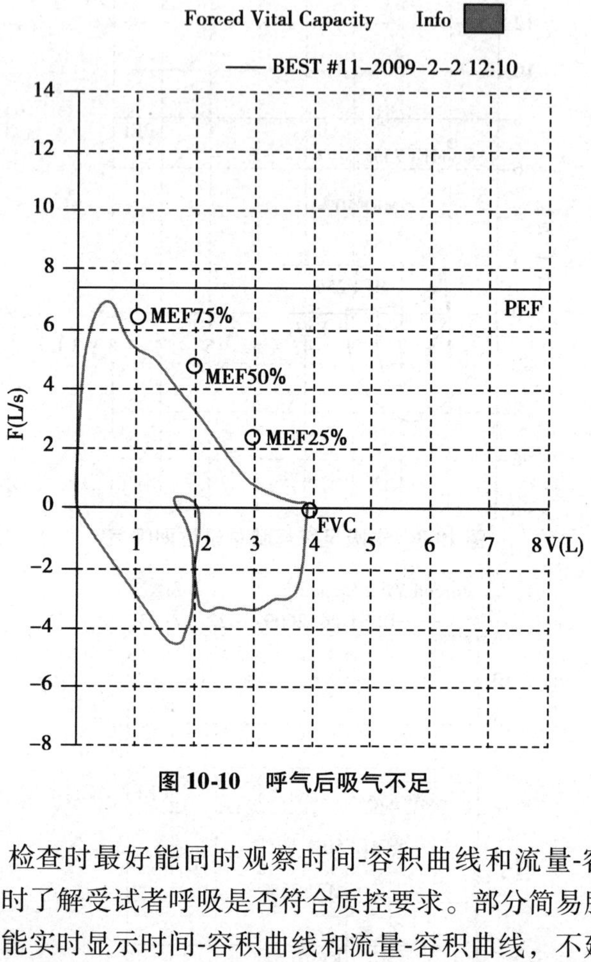

图 10-10　呼气后吸气不足

8. 检查时最好能同时观察时间-容积曲线和流量-容积曲线，实时了解受试者呼吸是否符合质控要求。部分简易肺功能仪如不能实时显示时间-容积曲线和流量-容积曲线，不建议用于临床肺功能检查，只可用于流行病学的筛查或对患者的家庭随访。

9. 时间变异，由于存在个体的日内变异，下午测定值可高于上午，因此若需进行纵向比较（如治疗一段时间前后比较），最好能于同一时段 ±2 小时内进行。

10. 如使用呼吸过滤器，应详细了解该过滤器的阻力大小，是否足以影响呼吸流量。

11. 某些型号的肺量计需先深吸气至完全，后置咬嘴于口腔，再用力暴发呼气。这种肺量计需要受试者配合的程度更高，操作较难。因此推荐使用可将咬嘴置于口腔后连贯完成吸气和呼气动作的肺量计。

12. 部分实验室只做用力呼气相检查。某些型号的肺量计也只有呼气相检查。虽然这适用于大多数受试者，但由于没有检查吸气相，将容易对上气道病变或单侧主支气管不完全阻塞漏诊，这在临床上屡见不鲜，因此，我们尽量要求能对呼气相和吸气相均进行检查。如部分受试者同时检查呼气相和吸气相较为困难，可重点检查呼气相，但另外应单独检查吸气相排除上气道病变。

13. 如部分受试者用力呼吸的配合程度不佳，将会影响检查结果（尤其峰流量和肺活量），应在结果报告中详细说明，仅供临床参考。

14. 重复性检验对受试者的质控甚有帮助，但并非所用重复性检查均满足 A 级标准，某些受试者尽管尽了最大努力仍可能只有 C 级、D 级甚至 F 级，并不能因此放弃该肺功能试验，但需在报告中予以说明，提醒临床医师注意。

15. 多次检查者可做时间-容积曲线和流量-容积曲线的重叠打印，如重叠性好（图 10-11，图 10-12）说明检测的重复性佳，否则说明检测的重复性不理想（图 10-13），这对可重复性的评价甚有帮助。

16. 正常参考值的选取是评价肺功能是否正常的基础，各实验室应尽量选取与其相适应（如地区、受试人群、检查方法等相似）的正常参考值。或建立本实验室的参考值，这对于正确的结果分析非常重要。穆魁津、刘世琬教授主编的《全国肺功能正常值汇编》可作参考。如采用欧洲呼吸学会

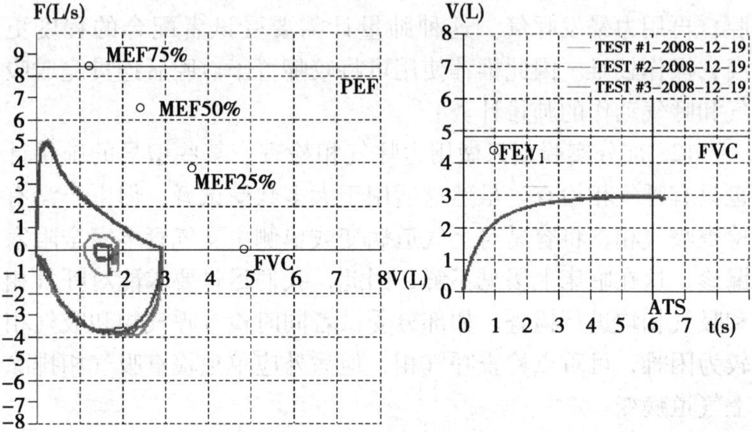

图 10-11　重复性好

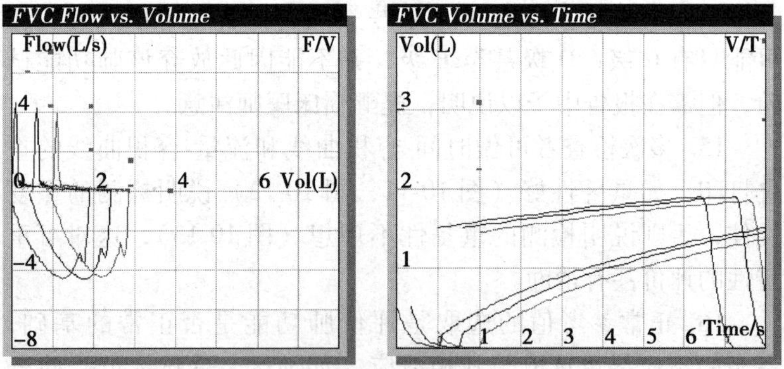

图 10-12　重复性好

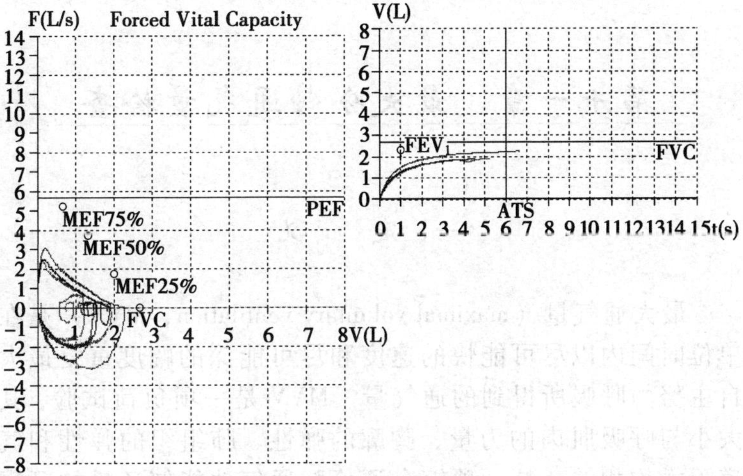

图 10-13　重复性不理想

(ERS) 推荐用于亚洲人的参考值，应考虑加用校正值。

(郑劲平)

第十一章　最大分钟通气量检查

一、定　义

最大通气量（maximal voluntary ventilation，MVV）是在单位时间内以尽可能快的速度和尽可能深的幅度重复最大自主努力呼吸所得到的通气量。MVV 是一项负荷试验，其大小与呼吸肌肉的力量、胸廓的弹性、肺组织的弹性和气道阻力均相关；是一项综合评价肺通气功能储备量的可靠指标。

二、适应证及禁忌证

（一）适应证

1. 胸腹部外科手术前评估。
2. 通气功能储备能力评估。

（二）禁忌证

同用力肺活量检查。

三、检 查 方 法

（一）仪器

现代的 MVV 检查大多数采用开放式双向流量传感器的肺

量计进行测定。

（二）检查步骤

检查前可予节拍器先行训练，按节拍器的节拍训练受试者的呼吸频率及用力呼吸的幅度。

受试者取立位或坐位，夹上鼻夹，口含咬口器与肺量计相连，平静呼吸4～5次，待呼气容量基线平稳后，以最大呼吸幅度、最大呼吸速度持续重复呼吸12秒或15秒（图11-1）。检查的全过程中技术员应对受试者发出适时的指令与持续的辅导才能取得最佳的合作。休息5～10分钟后重复第二、三次检查。

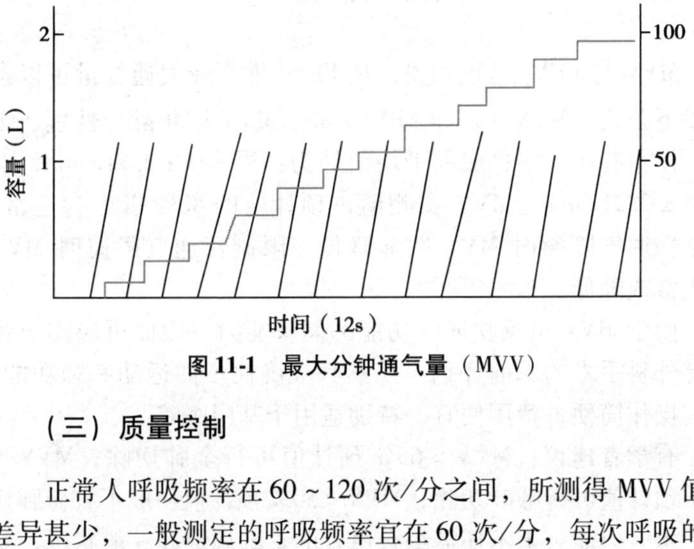

图11-1　最大分钟通气量（MVV）

（三）质量控制

正常人呼吸频率在60～120次/分之间，所测得MVV值的差异甚少，一般测定的呼吸频率宜在60次/分，每次呼吸的容量约为60% VC时测得的MVV可为最大。另外，吸入低密度气体或位于高原地带者MVV值增高，大气压力超过海平面水平则MVV下降。

（四）计算方法

选择幅度基本一致、呼吸速度均匀，持续达12秒（或15秒）的曲线段。将12秒吸入或呼出气量乘5得到每分钟最大通气量（15秒检查结果乘4）。

（五）重复性

由于有很多因素对MVV有影响，因此需作重复性测试。最佳2次重复检查的差异应<8%。重复检查结果中报告最大实测值。

四、临床意义

MVV与FEV_1呈正相关，从FEV_1推算最大通气量可以参考以下公式：MVV（L）=$FEV_1 \times 35$。MVV因年龄、性别、工种、体力有所不同；成人平均值约为：男104±2.7L/min，女82.5±2.2L/min。MVV实测值占预计值的80%以上为正常。阻塞性通气障碍时MVV明显降低，限制性通气障碍时MVV可正常或降低。

由于MVV可反映通气功能的储备能力，因而可应用于胸腹部外科手术的术前评估。虽然其准确性不如运动心肺功能，但因操作简便，费用便宜，特别适用于基层医院。

有学者建议：MVV>65%预计值可行全肺切除；MVV>50%预计值可行肺叶切除；MVV<50%预计值一般不宜做肺切除手术。但能否手术还需综合患者的基础病情和一般状况、基础肺功能指标、手术方式、切除范围、麻醉措施等因素进行分析后做出决定。

五、安　全　性

MVV是较剧烈的呼吸运动，凡严重心肺疾病患者及咯血患者均不宜做此项试验。在掌握了适应证的条件下检查过程是安全的。正常人经过的持续、快速、大幅度重复呼吸后，体内储存的二氧化碳减少，$PaCO_2$ 可下降20mmHg。部分患者可出现过度通气造成的不适，如头晕、手指麻木等，在检查过程中需严密监测受试者的变化，必要时延长重复测试的间隔。

（郑劲平）

第十二章　呼气峰流量及其变异率的检查

呼气峰流量(peak expiratory flow,PEF)是指用力呼气时的最高流量,亦称最高呼气流速、最大呼气流量、最高呼气流量等。PEF 能较好地反映气道的通畅性,是通气功能的常用检查之一。

呼气峰流量变异率（PEFR）是指一定时间（如 24 小时）内 PEF 在各时间点的变异程度。人体有一定的生物钟规律，人体的某些代谢和功能会随时间的变化有一定的改变。即使是正常人其 PEF 也有波动，一般在清晨最低，下午最高，但变异程度较少（<12%）。支气管哮喘患者因气道敏感性较高、舒缩变异较大，故最高呼气流量的变异也增大（常 >15%）。此外，最高呼气流量的变异也可随着病情的好转而减少，或病情恶化而增大。因此监测 PEFR 可准确的反映哮喘的病情严重程度和变化趋势。PEFR 能较好地反映气道的舒缩功能，从而也作为气道可逆性检查或气道反应性检查在临床中广泛应用。

一、检 查 仪 器

PEF 检查主要用微型峰流量测定仪（亦称峰速仪），也可通过肺量计测定，但临床上更多使用的是前者，本章重点对此详述。

微型峰速仪利用呼气气流推动峰流量仪上的滑竿游标，使游标在相应的流量刻度上标识出来（图 12-1）。成人用的峰速仪量程在 100～800L/min,儿童用的低流量峰速仪量程为50～

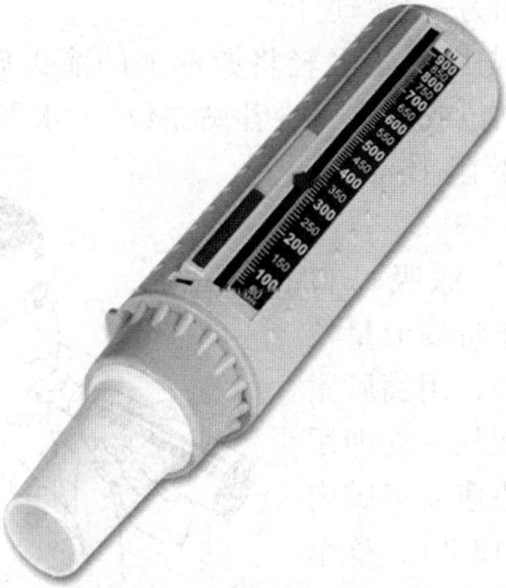

图 12-1　微型峰流量仪外观图

400L/min，亦有根据弹簧特性开发的非均匀的流量刻度、可自动存储记录和有低流量报警的电子峰流量仪等。

由于峰速仪构造简单、体积小、重量轻、携带方便、价格便宜，且易教易学，特别是能在家中自我监测和实时记录，所以使用峰速仪测量最高呼气流量已成为当今最简单和最有价值的肺通气功能检查。近年来，国内外学者推荐每位哮喘患者应随身备带峰速仪。

二、呼气峰流量检查

（一）检查方法

呼气峰流量的检查，依赖于受试者的努力和正确的技能掌握，应按以下方法进行：

1. 使用前需细致观察呼气峰速仪的游标，如果上下移动不灵活或随峰速仪的摆动而“随意”移动的，说明该峰速仪已失灵，应选用另一个峰速仪。

2. 检查前先用手指轻轻将游标上的箭头放在“0°”处，受试者采取站立位或坐位（推荐站立位），水平位手持峰流量仪，手指不要阻挡游标移动。

3. 检查时，深吸一口气，憋住，迅速将峰流量仪的咬口塞进口腔，用嘴唇紧紧含住，不要漏气，立即用最大力气和最快速度将肺内气体呼出（图 12-2）。整个呼气动作像吹蜡烛一样。

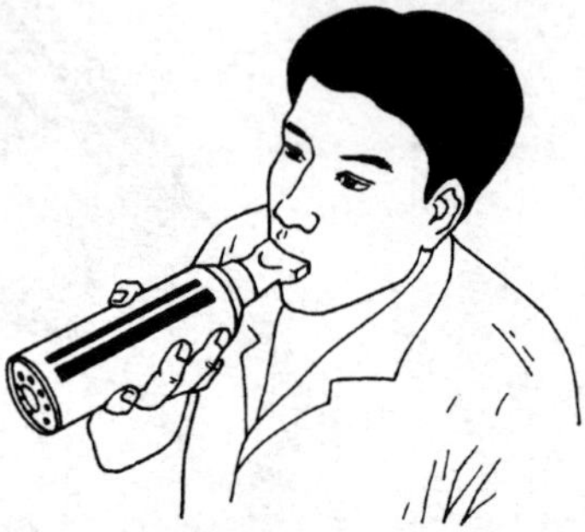

图 12-2　呼气峰流速检查示意图

4. 然后观察峰速仪游标箭头所指的刻度，并读取数值。

5. 将游标拨回“零位”，再重复第 2、3、4 步骤检查。

6. 最少检查 3 次，取最高值为呼气峰流量值，并作记录。若 3 次测定值之间差异过大，注意检查方法是否正确无误，可再重复多次，争取最高 3 次的测定值接近。

（二）注意事项

1. 直立位有助于使呼气峰流量达到最高值。

2. 呼气峰流量除受气道通畅性的影响外，还受肺内气体量、呼气肌肉力量的影响，因此其检查要求受试者深吸一口气（增加肺内气体量，接近肺总量位），并用力暴发呼气（最大程度的发挥呼吸肌肉的力量）。

3. 呼气峰流量检查仪要求测定瞬间最高呼气流量，因而并不需要像作用力肺功能的第 1 秒用力呼气容积（FEV_1）检查那样呼气时间很长，可在 1 秒内完成。

4. PEF 的检查变异程度常较 FEV_1 的为大。

5. PEF 检查对口、鼻不能漏气的要求不高，可不用鼻夹。

6. 需要注意的是，微型峰速仪检查并不能完全取代常规的肺量计检查(如 FEV_1)，PEF 可能会低估气流受限的程度，特别是在气流受限和肺气体闭陷较重的情况下更易发生偏差。

7. 有些受试者做 PEF 检查时常忘记将游标回复零位，易导致检查错误，故向受试者介绍如何使用峰速仪时需特别强调。

（三）结果判断

PEF 检查后通常以所测定的最高值与正常预计值进行比较。正常预计值受检查仪器、受试者的年龄、身高、体重、性别和种族等因素的影响。通常选取同地区同种族人群的预计值作为参考，如钟南山等的预计值（图 12-3，图 12-4）。

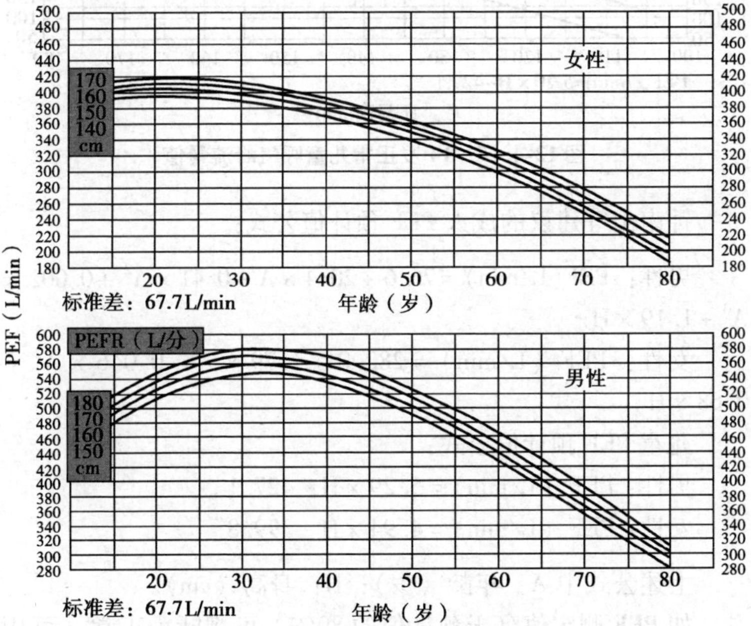

图 12-3　18～80 岁成人呼气峰流量值

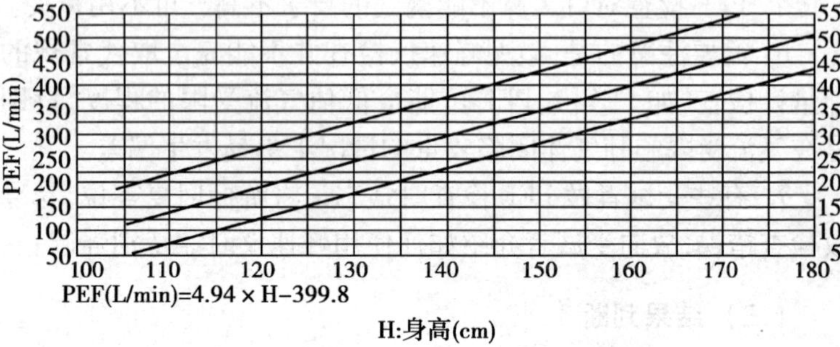

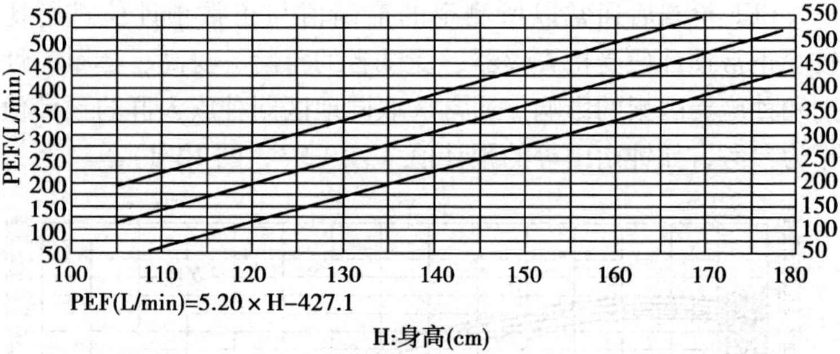

图 12-4　5～14 岁正常儿童呼气峰流量值

钟南山等建议的成人 PEF 预计值公式：

男性：$PEF(L/min)=75.6+20.4\times A-0.41\times A^2+0.002\times A^3+1.19\times H$。

女性：$PEF\ (L/min)=282.0+1.79\times A-0.046\times A^2+0.68\times H$。

儿童 PEF 预计值公式：

男性：$PEF\ (L/min)=5.29\times H-427.1$。

女性：$PEF\ (L/min)=4.94\times H-399.8$。

上述公式中 A：年龄（岁）；H：身高（cm）。

如 PEF 测定值高于预计值的 80%，可判断为正常（可用绿灯或绿区表示）；如 PEF 测定值在正常预计值的 50%～80%

区间，提示轻度～中度的气道阻塞（可用黄灯或黄区表示）；如 PEF 测定值 < 50% 预计值，提示气道阻塞程度较重（用红灯或红区表示）。

由于部分哮喘患者的气道可能发生气道重塑，其肺功能已经不可能完全恢复正常。此时，峰流量监测可取患者的个人最高值作为判断参考标准，低于个人最高值的 20% 可视为病情加重，可能是合并喘息发作的指征。

三、呼气峰流量变异率检查

（一）检查方法

1. PEF 的检查　检查方法见上述。

2. PEFR 的检查时间，有多种方法　①昼夜检查法：即在每天的早、晚各测定 1 次；此法相对来说对患者的日常生活影响不大，易被接受，可用于需要长期进行监测的患者或病情相对稳定的患者；②4 次检查法：每天测定早上、中午、傍晚和睡前测定（如时间可设定为 06：00、12：00、18：00、24：00）；③按需检查法：在患者出现症状（咳嗽、喘息、胸闷、气促等）时测定，以判断症状与通气功能改变是否同步，或症状出现与气道痉挛的关系；④用药后检查法：使用支气管舒张剂吸入治疗前、后等分别测定，以比较气道可逆性的改变和评估治疗药物的疗效。上述的检查方法也可交叉混合使用，更有临床指导意义。

3. 记录 PEF 值　每时间点检查最少呼气检查 3 次，记录最高值。

4. PEFR 的计算　有两种方法。

（1）$$\mathrm{PEFR}=\frac{2\times(\mathrm{PEF}_{\text{最高值}}-\mathrm{PEF}_{\text{最低值}})}{\mathrm{PEF}_{\text{最高值}}+\mathrm{PEF}_{\text{最低值}}}\times 100\%$$

（2）$PEFR = PEF_{最低值}/PEF_{个人最高值} \times 100\%$

上述两种方法中，第 1 种目前应用较多，我国的支气管哮喘防治指南也推荐采用该法，但计算相对复杂，患者的自我监测计算不够方便。第 2 种方法中，只要患者在此前的 PEF 检查中能确定其个人最高值，则计算简单，易为患者使用，临床实用性更强。

5. 检查周期　PEFR 的观察需要多次检查 PEF 值，观察需要延续一定的时间，通常是 1 周，即周内变化率：观察每周的变化率（周内最高值和最低值间的变异率）；也有学者取日内或昼夜变异率，观察每天的变化率（日内最高值和最低值间的变异率）。此外，在跑步或其他运动以及工作环境因素暴露等刺激前和刺激后可分别观察 PEF 的数值并计算其激发变异率，或在使用支气管舒张剂吸入治疗前和吸入后 20 分钟比较 PEF 值，也可计算出治疗改善率。

6. 数据的记录　各时间点检查的 PEF 值可记录在表格中，也可记录在 X-Y 坐标图上，横坐标为时间，纵坐标为 PEF 值。然后将各时间点的 PEF 值连在一起描绘出 PEF 随时间变化的曲线（图 12-5）。该曲线使 PEFR 的变化显示得更为直观易懂，更利于病情的判断和追踪随访。

（二）注意事项

由于 PEFR 监测常需连续多天监测，故需患者配合及掌握正确检查的方法。当患者检查 PEFR 后复诊时，医师应再次要求患者重复测定，看其是否真的掌握 PEF 的检查方法，从而判断其检查数据的准确性。

PEFR 变异率检查受到检查仪器的影响，由于不同仪器的检查可能误差较大，因此做 PEFR 检查需要使用同一个 PEF 检查仪。

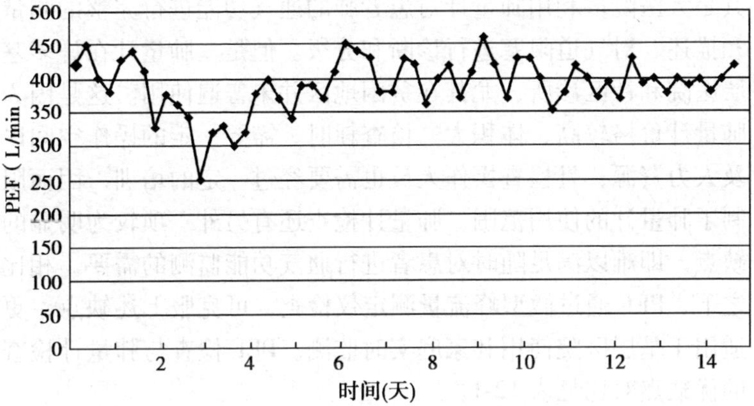

图 12-5　一个哮喘患者在 2 周内 PEF 的变异

检查时间每天 4 次（06：00；12：00；18：00；24：00）第 1 周的变异率为 57.5%，第 2 周的变异率为 27.5%

（三）结果判断

1. PEFR≥20% 或 60L/min，两者中取最高值。可判断为气道舒缩功能变异程度较高，亦即气道可逆性阳性，提示支气管哮喘。

2. PEFR 低于上述标准，为气道可逆性阴性。但需排除仪器的故障和患者能否很好的掌握检查技术的因素。另外，如果气道阻塞并非主要由于气道平滑肌痉挛收缩所引起时，虽然 PEF 可能较低，但 PEFR 也不一定会明显变大。

四、临 床 应 用

（一）PEF 检查与肺量计检查的优缺点对比

目前，肺量计检查技术已经标准化，对检查过程、质量控制和结果判断等也有许多指南可以作为参考。因此，在医院尤其是大医院多利用肺量计对患者肺的通气功能进行完整的测量和描述、对气道阻塞进行诊断和分级。但是，肺量计在许多基层医院和社区诊所，尤其在贫困地区并未普遍使用。这是因为肺量计价格较高、体积大、检查耗时、需要一定的操作空间以及人力资源，且检查操作人员也需要经过一定的培训，因而限制了肺量计的使用范围。肺量计检查还有另外一项较为明显的缺点，即难以满足随时对患者进行通气功能监测的需要。相比之下，PEF 通过微型峰流量测定仪检查，可克服上述缺点，更适用于基层医院使用和家庭实时监测。PEF 检查与肺量计检查的优缺点对比见表 12-1。

表 12-1　PEF 检查和肺量计检查的特点对比

	PEF 检查	肺量计检查
质量控制	弱	严格
通气功能障碍类型的判断	不能	可区分阻塞和限制性病变
通气功能障碍程度的判断	可以	作为主要依据
通气功能变化的监测	容易	困难
人力资源消耗	少	多
检查人员的培训	少	必须
易用性	强	弱
价格	便宜	较为昂贵

（二）PEF 检查的临床意义

PEF 反映患者的气道通畅性，并与患者的努力程度、肺容积和呼吸肌肉力量有关。当排除后三者的影响时，PEF 常直接反映气道的通气功能情况。

哮喘患者在哮喘发作时，PEF 常降低，提示通气能力受到影响。如 PEF 测定值在绿区，显示通气功能受影响较少；但如 PEF 测定值落在黄区，表示 PEF 异常，需引起患者的注意和给予治疗；但如 PEF 测定值落在红区，则提示气道阻塞严重，建议患者应立即联系医师进行积极治疗。

（三）PEFR 检查的临床意义

峰流量变异率的检查常用于哮喘和慢性阻塞性肺疾病（COPD）患者，不同人群 PEF 及其 PEFR 有各自的特点，正常人 PEF 可有轻度波动，夜间哮喘发作的患者在发作时 PEF 下降，但白天 PEF 可基本恢复正常；COPD 患者的 PEF 较低，并且其波动率通常较低；重症哮喘患者除了 PEF 较低外，其波动率较大可与 COPD 相鉴别（图 12-6）。

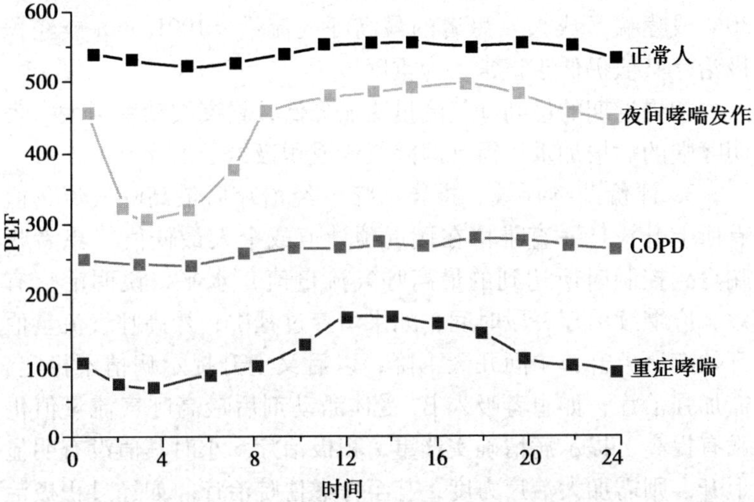

图 12-6　不同人群 24 小时的 PEF 及其变化

1. 诊断哮喘　中华医学会呼吸病学分会制定的哮喘防治指南中，对症状不典型患者的诊断标准中有关最高呼气流量的规定标准为：日内或昼夜波动率≥20%。最高呼气流量低于预计值70%者，可吸入支气管扩张剂，如沙丁胺醇、特布他林气雾剂4揿，合400μg，或异丙托溴铵80μg经过20分钟后再测定最高呼气流量，若其值较前提高15%～20%就有诊断意义。最高呼气流量也可用于跑步或其他运动后，其值下降15%或更多则有诊断意义。

2. 自我检查病情程度　所有峰流量仪都带有根据身高、种族、性别和年龄而调整的预计值，通过观察实测值占预计值的百分比（实测值/预计值×100%）和每日波动率评估病情。如果实测值占预计值的80%以上和每日波动率≤20%，为间歇发作；实测值占预计值的80%以上和每日波动率20%～30%，为轻度；实测值占预计值60%～80%和每日波动率>30%，为中度；实测值占预计值60%以下和每日波动率>30%或哮喘（成人）患者的最高呼气流量<100L/min或经积极治疗其值仍低于正常，为重度。

如果近期的最高呼气流量明显降低，昼夜波动率增大，表明哮喘的病情加重，需到医院就诊或积极给予治疗。

3. 评价药物疗效，指导治疗　经治疗后最高呼气流量值有所上升，且一直维持在接近预计值或个人最佳值（患者哮喘得到控制时所达到的最高呼气流量值）水平，说明治疗有效，应继续治疗一段时间；如果治疗过程中，最高呼气流量值开始有所上升，中间几天下降，以后又上升提示病情不稳定，需加强治疗；如患者吸入β_2受体激动剂后最高呼气流量值仍没有提高，提示病情确实严重，积极治疗6小时其值没有明显上升，则需加大治疗力度，甚至考虑住院治疗。如经过积极治疗后PEF逐步提高且PEFR减少，提示治疗后病情得到改善，趋于稳定。

COPD患者治疗效果的评估也可应用PEFR进行观察判断，但其变异度相对哮喘而言较少。

4. 检查气道反应性　在部分医院可能没有配置肺功能仪

器检查 FEV_1 等肺功能指标，此时可考虑使用便携的微型峰流速仪。在运动或吸入刺激药物前后分别检查 PEF，并计算 PEFR，可对气道是否有高反应性做出初步的筛查判断，此法更适用于气道反应性流行病学的现场调查研究。

（郑劲平）

第十三章　支气管激发试验的常用方法

气道受到各种特异性或非特异性因素的刺激时，会产生不同程度的痉挛收缩反应。反应强度可因刺激物的特性、作用时间以及受刺激个体对刺激的敏感性而有所不同。通常正常人对这些刺激反应程度相对较轻或无反应。但某些人群（特别是哮喘）的气道敏感状态异常增高，对外界刺激表现出过强和（或）过早的反应，这种情况就是气道高反应性。

气道反应性可由支气管激发试验测定。支气管激发试验是通过物理、化学、生物等人工刺激，诱发气道平滑肌收缩，然后借助肺功能指标的改变来判断支气管缩窄及其程度的方法。通过对刺激物的量化及相应的反应强度的分析，还可对气道高反应性的严重程度进行分级。

一、支气管激发试验的分类

按刺激因素的性质分类，可分为刺激物激发试验（如乙酰甲胆碱、组胺）、生物激发试验（如尘螨、花粉）、物理激发试验（如运动、冷空气）等；按刺激的方法可分为吸入型激发试验和非吸入型激发试验；按激发试验的机制是否直接引起气道平滑肌的收缩，可分为直接激发试验和间接激发试验。目前，以直接激发剂吸入的激发试验临床应用最为普遍。

二、试验前准备

（一）受试者准备

1. 肺通气功能检查的准备　因多数激发试验是在基础通气功能检查的基础上进行，需注意受试者是否适宜作用力通气功能检查。

2. 避免影响试验结果的因素　有些因素或药物会影响气道的舒缩功能和气道炎症，从而影响气道反应性，导致试验出现假阳性或假阴性，因此需要在试验前停用这些药物或避免这些因素（表 13-1）。

表 13-1　支气管激发试验影响因素及停用时间

影响因素	停用时间
支气管扩张药	
吸入型　短效（如：沙丁胺醇、特布他林）	4～6h
中效（如：异丙托溴胺）	8h
长效（如：沙美特罗、福莫特罗、噻托溴胺）	24h
口服型　短效（如：氨茶碱）	8h
长效（如：缓释茶碱或长效 β_2 受体兴奋剂）	24～48h
糖皮质激素	
吸入型（如：布地奈德、氟替卡松、丙酸倍氯米松）	12～24h
口服型　（如：泼尼松、甲泼尼龙）	48h
抗过敏药及白细胞三烯拮抗剂	
抗组胺药（如：氯雷他定、氯苯那敏、酮替芬）	48h
肥大细胞膜稳定药（如：色甘酸钠）	8h
白细胞三烯拮抗剂（如：孟鲁司特）	24h
其他	
食物（如：茶、咖啡、可口可乐饮料、巧克力）	6h
剧烈运动、冷空气吸入	2h

（二）药物准备

1. 激发物　磷酸组胺或乙酰甲胆碱现为临床上最为常用的激发剂，两者的临床使用均有数十年，其操作程序已规范化。

2. 稀释液　磷酸组胺或乙酰甲胆碱为干燥的晶体，需用稀释液稀释后才能用于吸入。稀释液常用生理盐水（0.9% NaCl），因其等渗且配制容易，其缺点为略呈酸性（pH < 7.0）。蒸馏水（注射用水）因其为低渗溶液，可诱发气道痉挛而不宜作为稀释液。

3. 配制与保存　不同的吸入方法，需要配制的激发液浓度并不相同。如果采用Yan氏手捏式雾化吸入法，磷酸组胺或乙酰甲胆碱可配成以下浓度的溶液（mg/ml）备用（表13-2）：3.125、6.25、25、50。如果采用Cockroft潮气呼吸法，磷酸组胺或乙酰甲胆碱可配成以下浓度的溶液（mg/ml）备用（表13-3）：0.03、0.06、0.125、0.25、0.50、1.00、2.00、4.00、8.00、16.00、32.00。不同浓度的激发液分别存储于不同的容器中，容器上应标明浓度与配制时间，置于冰箱内保存，可用2周。使用前需从冰箱取出并在室温下放置30分钟，温度过低会影响雾化量。组胺有遇光分解的特性，应避光保存。乙酰甲胆碱结晶嗜水性很强，开封后应存储于有干燥剂的容器内。

表13-2　Yan氏手捏式雾化吸入法激发液配制方法

取		加0.9% NaCl	配制所得溶液	标签
激发剂	500mg	10ml	50mg/ml（5.0%）	A溶液
A溶液	4ml	4ml	25mg/ml（2.5%）	B溶液
B溶液	2ml	6ml	6.25mg/ml（0.6%）	C溶液
C溶液	2ml	2ml	3.125mg/ml（0.3%）	D溶液

表 13-3　Cockroft 潮气呼吸法激发液配制方法

取		加 0.9% NaCl	配制所得溶液	标签
激发剂	100mg	6.25ml	16mg/ml	A 溶液
A 溶液	3ml	3ml	8mg/ml	B 溶液
B 溶液	3ml	3ml	4mg/ml	C 溶液
C 溶液	3ml	3ml	2mg/ml	D 溶液
D 溶液	3ml	3ml	1mg/ml	E 溶液
E 溶液	3ml	3ml	0.5mg/ml	F 溶液
F 溶液	3ml	3ml	0.25mg/ml	G 溶液
G 溶液	3ml	3ml	0.125mg/ml	H 溶液
H 溶液	3ml	3ml	0.0625mg/ml	I 溶液
I 溶液	3ml	3ml	0.03125mg/ml	J 溶液

三、试 验 流 程

支气管激发试验程序如图 13-1 所示。

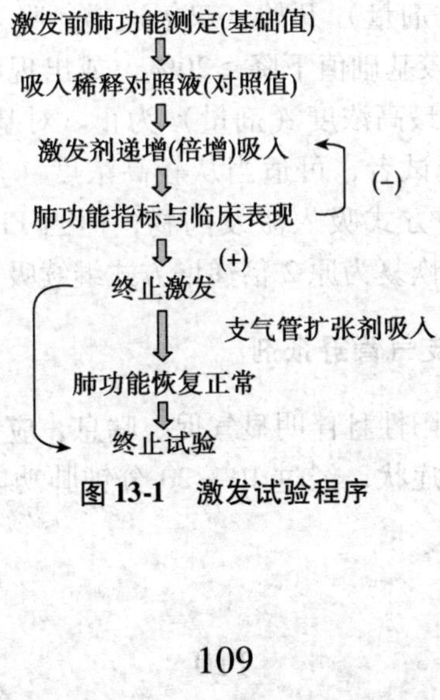

图 13-1　激发试验程序

（一）测定基础肺功能

受试者休息 15 分钟，取坐位，夹鼻，按用力肺活量质量控制标准测定第 1 秒用力呼气容积（FEV_1），至少测定 3 次，最佳 2 次之间差异 <150ml，取高值作为基础值。

（二）吸入生理盐水，再测定肺功能

一方面，让患者认识吸入激发药物的过程，减轻其心理负担，熟悉吸入方法，增加吸入过程的胁从性；另一方面，观察稀释液生理盐水是否对肺通气功能有所影响，作为以后吸入激发物的对照。若吸入生理盐水后 FEV_1 下降 >10%，则其本身即可增加气道反应性，或患者经数次深吸气诱发气道痉挛，其气道反应性较高，此时试验不宜继续进行，或采用最低浓度（剂量）的激发物作起始激发，但需严密观察，谨慎进行，同时在试验报告中注明。

（三）吸入激发药物

从低浓度（剂量）开始，双倍递增，吸入后再测定肺功能，直至 FEV_1 较基础值下降≥20%，或出现明显的不适及临床症状，或吸入最高浓度（剂量）为止。对基础肺功能正常，无喘息病史的受试者，可适当从较高浓度（剂量）开始，或采用 4 倍递增的方式吸入激发药物，但当 FEV_1 较基础值下降≥10% 时，应恢复为原 2 倍递增方式继续吸入。

（四）吸入支气管舒张剂

若激发试验阳性且伴明显气促、喘息，应予支气管舒张剂吸入以缓解患者症状，经过 10～20 分钟肺功能指标恢复后终止试验。

四、常用吸入方法

（一）Yan 氏手捏式雾化吸入法

1. 吸入装置　手捏式雾化器（图 13-2）依据射流雾化原理，以手捏加压驱动雾化器产生雾液。每喷平均释雾量为 (0.0030 ± 0.0005) ml，70% ~ 80% 雾粒直径 < 5μm。共需要 5 个手捏式雾化器，分别加入生理盐水（NS）和 4 个不同浓度（0.3%、0.6%、2.5%、5.0%）的激发药物（磷酸组胺或乙酰甲胆碱）。

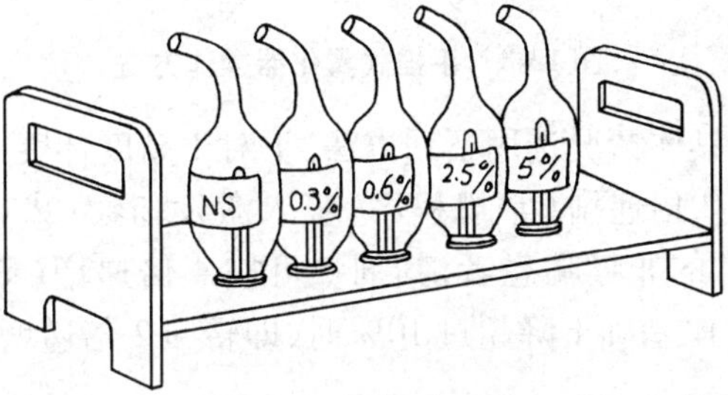

图 13-2　手捏式雾化器

2. 操作方法　首先让受试者张口，上下齿距约为 2 ~ 3cm，然后嘱受试者努力深呼气至残气量（RV）位，操作者手持直立的雾化器，开口置于受试者唇外 1cm 处，对准口内（图 13-3），嘱受试者深缓吸气至肺总量（TLC）位（约 2 秒），在吸气开始后操作者同步用手挤捏雾化器的橡皮球，使药物喷出。每次吸入后 60 秒再次测定肺功能，FEV_1 下降不到 10% 者，接着立即吸入下一剂量。直至 FEV_1 较基础值下降 ≥ 20%，或达到最高剂量，终止试验。

3. 吸入药物的顺序和剂量（表 13-4）　为缩短激发试验时

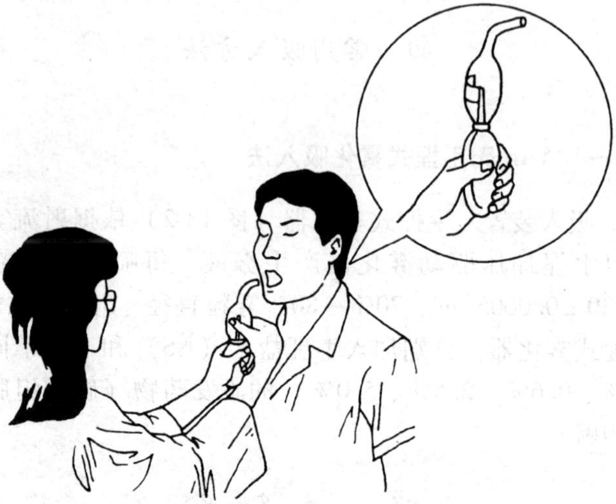

图 13-3　手捏式雾化器操作方法

间，可根据具体情况选用下列方法：①对于高度怀疑或确诊为哮喘患者，按 2 倍递增（常规程序）吸入激发药物；②对于基础通气功能正常的非哮喘患者，其剂量可按 4 倍递增（简化程序），但当 FEV_1 比基础下降超过 10% 时，即转回 2 倍递增法。

表 13-4　Yan 氏手捏式雾化吸入法药物顺序和剂量

顺序	常规程序（2 倍递增）		简化程序（4 倍递增）		累计剂量（μmol）	
	浓度	喷药次数	浓度	喷药次数	磷酸组胺	乙酰甲胆碱
1	0.3%	1			0.03	0.05
2	0.3%	1	0.6%	1	0.06	0.10
3	0.6%	1			0.12	0.20
4	0.6%	2	0.6%	3	0.24	0.40
5	2.5%	1			0.49	0.80
6	2.5%	2	2.5%	3	0.98	1.60
7	2.5%	4			1.96	3.20
8	5.0%	4	5%	6	3.91	6.40
9	5.0%	8	5%	8	7.80	12.80

激发药物的剂量可根据以下公式进行计算：

$$\text{吸入药物的分子数量（mol，摩尔）}=\frac{\text{吸入药物的容积（ml）}\times\text{吸入药物的浓度（mg/ml）}}{\text{吸入药物的分子量}}$$

例如，经手捏式雾化器吸入 0.6% 磷酸组胺 1 喷，那么吸入的剂量是多少呢？我们可以分析：每喷平均释雾量为 0.003ml，浓度为 0.6%，即 6mg/ml，磷酸组胺分子量为 308，则：

$$\text{吸入磷酸组胺的分子数量}=\frac{0.003\text{ml}\times 6\text{mg/ml}}{308}=$$

$$0.00006\text{mmol}=0.06\mu\text{mol}$$

（二）Cockroft 潮气呼吸法

1. 吸入装置（图 13-4） 采用射流雾化器。雾化器的质量应达到要求，雾化颗粒的直径大小应 <5μm，释雾量应为

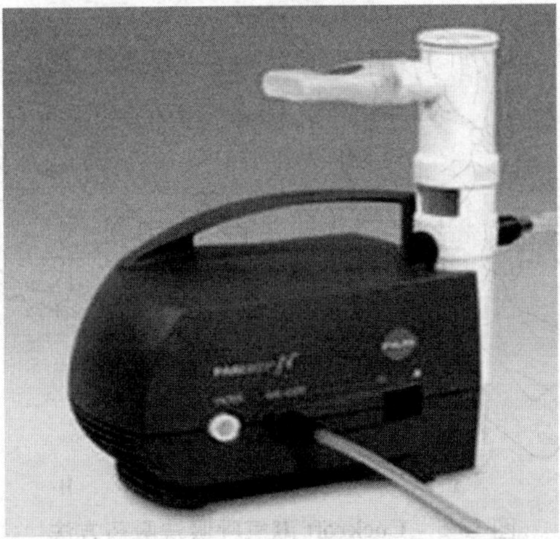

图 13-4 Cockroft 潮气呼吸法吸入装置

0.13ml/min ±10%。因气源的压力与流速影响雾化器的释雾量，从而影响吸入药物的浓度，因此每种新的雾化器或压缩气源在使用前都应校对释雾量。

释雾量的测定方法：雾化器一端与压缩气源相连，雾化器内装生理盐水3ml，称重，调节压缩气流速为7L/min，雾化2分钟，再称重。

释雾量(ml/min)＝雾化前重量(mg)－雾化后重量(mg)/雾化时间(min)/1000mg(每毫升生理盐水重1g,1g＝1000mg)。

按上述方法重复测定3次，计算平均值。调节流速为8L、9L，同样方法测定各流速下的平均值（某些雾化器容量较小，则调节流速为4L、5L、6L)。以释雾量为纵坐标，以流速为横坐标作图，求得释雾量为0.13ml/min时的流速，以后使用同种雾化器，可采用同样的流速，就不必再经常测定释雾量。

2. 操作方法　用压缩气源与雾化器连接，调节至上述方法测定的流速，打开气源，让受试者用口含住接口器，小儿和老人等配合欠佳的受试者必要时可用面罩（图13-5），但需注

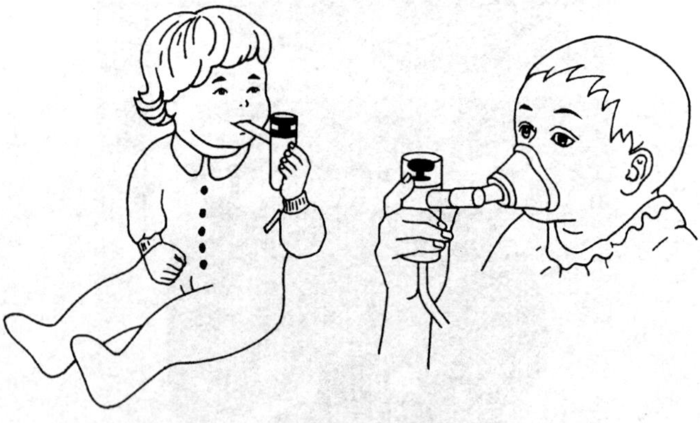

图13-5　Cockroft潮气呼吸法吸药方法

A：口含吸入；B：面罩吸入

意对局部如鼻子的刺激和用药量的改变，开始雾化，嘱受试者平静、均匀地潮气呼吸2分钟，雾化器需直立，否则影响释雾量。每个浓度雾化结束后30秒和60秒各测定肺功能1次，取FEV_1高值。相邻两个浓度开始吸入间隔时间为5分钟。直至FEV_1较基础值下降≥20%，或达到最高浓度，终止试验。

3. 吸入药物的顺序和剂量　吸入药物浓度为0.03、0.06、0.125、0.25、0.50、1.00、2.00、4.00、8.00、16.00、32.00mg/ml，2倍递增。对于基础通气功能正常的非哮喘患者，可适当简化程序，从较高浓度开始，或按4倍递增。

五、结果分析

（一）评价指标

常用肺功能指标有FEV_1、呼气峰流量（PEF）、用力呼气中期流量（$FEF_{25\%\sim75\%}$）、50%肺容量位的用力呼气流量（$FEF_{50\%}$）、比气道导气性（sGaw）、呼吸阻抗响应频率（Fres）等。其中以FEV_1最为常用，因其结果可靠且重复性好。PEF检查简单方便，不受场地限制，与FEV_1有较好的相关，适于流行病学调查，但其质控略逊于FEV_1，且受受试者的努力程度影响较大。

（二）定性判断标准

1. 判断与计算方法　以肺功能指标的改变率来判断，可按以下公式计算：

$$改变率（\%）=\frac{激发后检查值-基础值}{基础值}\times100\%$$

2. 判断标准　不同的指标阳性判断的标准各有不同，详见表13-5。例如：在试验过程中，当FEV_1较基础值下降≥20%时，可判断为激发试验阳性；若吸入最大浓度后，仍未达上述标准，则为气道反应性正常，激发试验阴性。无论激发试验结果阴性或阳性，均应排除影响气道反应性的因素。对于结果可疑者（如FEV_1下降15%~20%，无气促、喘息发作），可预约2~3周后复查，必要时2个月后复查。

表13-5　支气管激发试验常用评价指标及阳性判断标准

评价指标	改变率阳性标准（%）
FEV_1	-20%
PEF	-20%
$FEF_{25\%\sim75\%}$	-25%
$FEF_{50\%}$	-25%
sGaw	+35%
Fres	-100%

（三）定量判断标准

1. 判断与计算方法　以使FEV_1较基础值下降20%时吸入刺激物的累积剂量（$PD_{20}FEV_1$）或浓度（$PC_{20}FEV_1$）来判断。由于吸入激发药物的剂量（或浓度）呈几何级递增，故以对数或反对数模型计算，方法如下（图13-6）。

2. 判断标准

（1）定性判断：支气管激发试验阳性的标准为FEV_1下降>20%时吸入刺激剂尚未达最大剂量（如磷酸组胺剂量<7.80μmol、乙酰甲胆碱<12.80μmol）或最高浓度（组胺<8mg/ml）。

（2）定量判断：依据$PD_{20}FEV_1$（$PC_{20}FEV_1$）可对气道高反应性的严重程度进行分级（表13-6）。

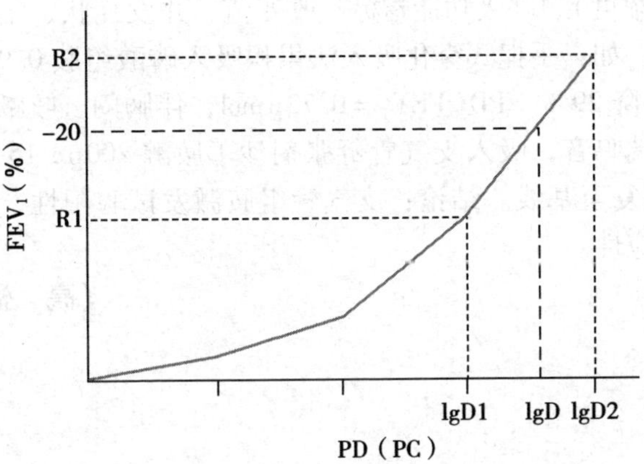

图 13-6　$PD_{20}FEV_1$（$PC_{20}FEV_1$）的计算方法

PD_{20}（PC_{20}）= antilg [$lgD_1 + (lgD_2 - lgD_1)(20 - R_1)/(R_2 - R_1)$]

D_1：使 FEV_1 下降 20% 前的累积剂量（浓度）

D_2：使 FEV_1 下降 20% 后的累积剂量（浓度）

R_1：D_1 时的 FEV_1 改变率（%）

R_2：D_2 时的 FEV_1 改变率（%）

表 13-6　气道高反应性分级

分级	$PD_{20}FEV_1$ 组胺	$PC_{20}FEV_1$ 乙酰甲胆碱
重度	<0.1μmol（0.03mg）	
中度	0.1～0.8μmol（0.03～0.24mg）	<0.1mg/ml
轻度	0.9～3.2μmol（0.25～0.98mg）	0.1～4.0mg/ml
可疑或极轻度	3.3～7.8μmol（0.99～2.20mg）	4.0～16mg/ml

六、激发试验报告

简单的报告只对激发试验结果做出判断，如：支气管激发试验阳性。但详细的报告能给临床更多有价值的信息，有利于临床的进一步分析。报告应包括测试方法、吸入药物、累积剂量（或浓度）、呼吸功能指标、改变值、并发症状、结果判断等内容。如：手捏式雾化吸入法累积吸入磷酸组胺0.98μmol，FEV_1 下降29%，$PD_{20}FEV_1=0.72\mu mol$，伴胸闷、咳嗽，听诊闻双肺喘鸣音，吸入支气管舒张剂沙丁胺醇200μg 15分钟后 FEV_1 回复至基线。结论：支气管组胺激发试验阳性，中度气道高反应性。

（高 怡）

第十四章　气道反应性测定的临床应用

支气管激发试验测定气道反应性是临床常用的肺功能检查方法之一。正确掌握激发试验的适应证、禁忌证、了解可能出现的并发症、激发试验的临床意义及其局限性，有利于激发试验的顺利开展。

一、适　应　证

（一）临床疑诊为哮喘的患者

对临床症状不典型但疑诊为哮喘（包括咳嗽变异型哮喘、职业性哮喘等不典型哮喘）者可以进行支气管激发试验检查。若支气管激发试验结果为阳性，可表明气道反应性增高，有助于临床哮喘的诊断。一般不用于临床已明确诊断的哮喘患者，尤其在急性发作期。

（二）慢性咳嗽查因的患者

引起慢性咳嗽的原因众多，常见的有：咳嗽变异型哮喘（CVA）、上气道咳嗽综合征（UACS）、嗜酸性粒细胞性支气管炎（EB）、变应性咳嗽（AC）、胃食管反流性咳嗽（GERC）等。若支气管激发试验结果为阴性，可表明无气道高反应性，有助于临床排除 CVA 的诊断。

（三）反复发作的胸闷、呼吸困难的患者

引起慢性咳嗽的原因众多，哮喘是常见原因之一。支气管激发试验有助于临床排除哮喘的诊断。

（四）对哮喘治疗效果的评估

哮喘患者经长期治疗后，症状和体征消失，肺通气功能正常，且持续很长一段时间仍能维持稳定，此时可进行气道反应性测定，若支气管激发试验结果为阴性，或气道高反应性程度减轻，可调整治疗方案，予以减药或停药。

（五）变应性鼻炎患者

变应性鼻炎与哮喘密切相关，常同时存在，或先后发生。文献表明，75%的变应性鼻炎患者存在气道高反应性的现象，有可能发展为哮喘。通过支气管激发试验筛查出这部分患者，对于哮喘的预防和早期干预具有重要的指导作用。

（六）其他需要了解气道反应性疾病的患者。

二、禁　忌　证

（一）绝对禁忌证

1. 对吸入诱发剂明确超敏。

2. 基础肺通气功能损害严重（FEV_1 < 50% 预计值或 < 1.0L）。

3. 不能解释的荨麻疹。

4. 有其他不适宜用力通气功能检查的禁忌证（详见通气功能章节）。

（二）相对禁忌证

1. 基础肺功能呈中度阻塞（FEV_1 < 70% 预计值），但如严格观察并做好充足的准备，则 FEV_1 > 60% 预计值者仍可考虑予以激发试验。

2. 肺通气功能检查已诱发气道阻塞发生，在未吸入激发剂的状态下 FEV_1 即下降 > 20%。

3. 不能做好基础肺功能检查的受试者（肺功能基础值测定不符合质控要求）。

4. 近期呼吸道感染（<4 周）。

5. 哮喘发作加重期。

6. 妊娠、哺乳妇女。

7. 正在使用胆碱酶抑制剂（治疗重症肌无力）的患者不宜做乙酰甲胆碱激发试验；正在使用抗组胺药物的患者不宜做组胺激发试验。

三、并　发　症

气道反应性检查过程中可能出现的症状有：

1. 气道痉挛引起症状　咳嗽、胸闷、气促、喘鸣，此时以伴通气功能下降为特征。气道痉挛症状经吸入 β_2 受体兴奋剂吸入剂可迅速缓解。

2. 非气道痉挛的症状　如咳嗽、声嘶、咽痛（咽喉部及声带受刺激充血水肿所致）、头痛、面红等，但不伴有通气功能的降低。吸入组胺引起的这些症状较乙酰甲胆碱稍多。非气道痉挛症状多数经休息 15 ~ 30 分钟后可自行缓解，小部分可延长至 2.5 ~ 4 小时。

四、激发试验的安全性

总体上，只要严格掌握激发试验的指征，实验技术人员经过良好的培训，使用药物方法恰当，以及对患者病情进行严密的观察，支气管激发试验是非常安全的。

激发试验刺激的强度应从低开始，逐渐增加。激发试验过程中，除观察肺功能指标的改变外，还应密切观察受试者的反应，如有无出现呼吸困难、喘息以及其配合检查的程度等。备有雾化吸入支气管舒张剂（如 β_2 受体激动剂）的药物与装置是提高激发试验安全性的重要环节。同时需要有经验丰富的医师在场，以防万一。

五、激发试验以外的选择

对于某些不适宜或没有条件作激发试验的受试者，以及怀疑某些激发试验呈假阴性的患者，可采用以下方法了解其气道反应性。

1. 让患者在其工作或生活环境等激发至出现症状时现场测试，或尽快到医院测试肺功能，若肺功能下降达到诊断标准则有意义。

2. 让患者自我监测（用峰流量仪或简易肺功能仪）。计算其每天（可为昼夜 2 次或每天 6：00、12：00、18：00、24：00 4 次）、每周或发病前后的肺功能变化率，若肺功能或峰流量（PEF）的变异 >20%，说明患者的气道变化较为敏感，存在气道高反应性。

六、临 床 意 义

（一）协助哮喘的诊断

典型的哮喘表现为反复发作的咳嗽、胸闷、呼吸困难，特别是出现喘鸣，这些症状可经治疗或自然缓解。在排除可能相关的其他肺部疾病后，根据病史、体征比较容易得出诊断。但对于轻度支气管哮喘或患有变应性鼻炎而哮喘处于潜伏期的患者，气道高反应性（AHR）可能是唯一的临床特征和诊断依据，气道高反应性的早期发现对于哮喘的预防和早期治疗具有重要的指导作用。一般认为，大多数哮喘的患者都有 AHR，有症状的哮喘患者几乎 100% 存在 AHR。有 AHR 的人有可能患有哮喘，或以后发展为哮喘。一些患者在缓解期既无症状，肺功能检查亦正常，此时作支气管激发试验若为阳性，则可协助诊断，因为哮喘患者即使在缓解期，AHR 仍存在。有些患者仅以慢性咳嗽为哮喘的唯一症状，经多种检查仍不能明确原因，此时作支气管激发试验如为阳性，则可考虑为咳嗽变异型哮喘（CVA）。结合平喘治疗有效而短期停药后复发可做出 CVA 诊断。这种患者随访数月或数年后，多可出现典型的哮喘症状。目前大多数临床医师将 AHR 作为早期发现和早期诊断哮喘的主要依据之一。

（二）协助哮喘的鉴别诊断

咳嗽变异型哮喘（CVA）、上气道咳嗽综合征（UACS）、嗜酸性粒细胞性支气管炎（EB）、变应性咳嗽（AC）、胃食管反流性咳嗽（GERC）等疾病均以慢性咳嗽为症状，但是 UACS、EB、AC、GERC 的支气管激发试验应表现为阴性，可与 CVA 鉴别。支气管激发试验阴性者基本上可排除哮喘，但阳性者并不一定就是哮喘。许多其他疾病，如变应性鼻炎、慢性支气管炎、病毒性上呼吸道感染、过敏性肺泡炎、热带嗜酸细胞增多症、肺囊性纤维化、结节病、支气管扩张、急性呼吸窘迫综合征、心肺移植术后、左心衰竭以及长期吸烟、接触臭氧等也可能出现气道高反应性，表现为支气管激发试验阳性，但阳性时吸入激发药物的剂量或浓度较高（如磷酸组胺7.8μmol）。而哮喘患者发生反应时吸入激发药物的剂量或浓度较低（如磷酸组胺0.98μmol），且激发阳性时会出现明显的喘息、胸闷等症状。

（三）评估哮喘的严重程度及预后

某些哮喘患者症状重于体征，有些则相反，因此仅依据患者的症状主诉判别其严重程度会带来诊断上的偏差。气道反应性的高低常与哮喘的严重程度相平行，是目前判断哮喘病情轻重和严重程度分级的主要指标之一，并对判断支气管哮喘的预后提供了重要的参考资料。

有些患者虽然平常症状不重，但由于其气道高反应性程度较重，如遇到一些突发事件（如高剂量的刺激物吸入、急性感染等）可诱发气道的严重痉挛甚至猝死。而这些高危人群由于平常症状较少，常易被忽略。支气管激发试验有助于对这些患者的筛查。

（四）判断哮喘的治疗效果和指导哮喘用药

在哮喘防治指南中，需根据患者的疾病严重程度分级给予相应级别的药物治疗，但是否适量仍需根据治疗效果进行个体化处理。治疗是否有效及何时起效，目前临床用药和研究倚重于循证医学研究，气道反应性测定可作为哮喘患者重要的随访手段和客观的评价依据。反应性轻者表明病情较轻，可减少用药，重者则提示应积极治疗。有学者提出将消除 AHR 作为哮喘治疗的最终目标。哮喘患者经长期治疗，AHR 减轻，可指导临床减药或停药。亦可通过服药前后的气道反应性的改变来判断治疗哮喘药物的抗感染活性和临床疗效。在治疗哮喘的药物验证中，常检查气道反应性。

（五）研究哮喘的发病机制

AHR 是哮喘的特征，了解 AHR 形成的原因，有助于阐明哮喘的发病机制，掌握哮喘的发病机制，有助于对哮喘进行治疗。因此无论在哮喘的机制研究和治疗研究中，都经常检查气道反应性。

（高　怡）

第十五章　支气管舒张试验的方法及临床应用

支气管舒张试验是气道反应性检查的另一种方法，在临床上应用广泛，针对性强，对气流受限的可逆性改变有重要的临床诊断意义和治疗指导价值。

一、定　　义

气道受到外界因素的刺激可引起痉挛收缩反应。与之相反，痉挛收缩的气道可自然或经支气管舒张药物治疗后舒缓，此现象称为气道可逆性。气道反应性和气道可逆性是气道功能改变的两个重要的病理生理特征。与支气管激发试验的原理相同，由于直接测定气道管径较为困难，临床上也常用肺功能指标来反映气道功能的改变。

通过给予支气管舒张药物的治疗，观察阻塞气道的舒缓反应的方法，称为支气管舒张试验，亦称支气管扩张试验。

二、支气管舒张剂

支气管舒张剂是舒张试验的必需药物。常用的舒张支气管平滑肌的药物有：①肾上腺素能 β_2 受体兴奋剂；②胆碱能（M）受体阻滞剂；③茶碱；④能消除气道黏膜水肿、减轻气道炎症而使气道通畅的药物，如糖皮质激素等。药物可通过吸入、口服、静脉等不同途径给药。其中，因气雾吸入或雾化吸

入 β_2 受体兴奋剂作用快速、疗效确切、使用剂量少而副作用较小等优点而最为广泛使用。

（一）吸入型支气管舒张剂

吸入剂型包括定量气雾剂（MDI）、干粉剂或悬液雾化吸入。短效 β_2 受体兴奋剂如沙丁胺醇及特布他林最为常用。所用剂量只为其口服剂量的 1/10～1/20。一般吸入短效 β_2 受体兴奋剂后 5 分钟内迅速起效，达峰时间约 15～30 分钟。可依病情不同给予患者以 200μg、300μg、400μg 的沙丁胺醇，常用 400μg。也可用 M 受体阻滞剂，如异丙托品 40～80μg 吸入，15 分钟起效，达峰时间约 30～60 分钟。

非选择性的肾上腺素能兴奋剂如肾上腺素、异丙基肾上腺素等的雾化吸入因其副作用较多，目前已基本弃用。

（二）非吸入型支气管扩张剂

口服或皮肤吸收、皮下注射、静脉注射等方式给予支气管舒张剂后，亦可测定支气管舒张的反应程度。对于部分对吸入型支气管舒张剂无反应、反应欠佳或不能配合吸入药物者可采用此方式进一步明确支气管的可舒张性。但该法起效较慢，需观察数小时、数天甚至数周。

糖皮质激素常需较长期应用（如 2 周）才能观察到其支气管舒张作用，但疗效较为确切。

三、支气管舒张剂的吸入方法

（一）定量气雾剂（MDI）吸入

按压 MDI 可使药物喷出（图 15-1），其吸入步骤如下

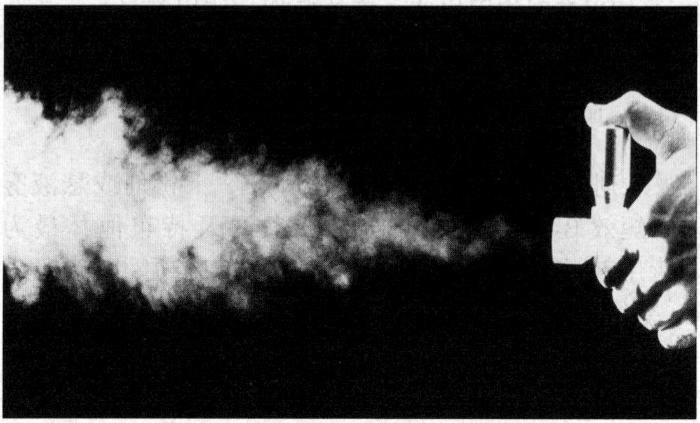

图 15-1　按压定量气雾剂使药物喷出

(图 15-2)：

1. 摘下 MDI 盖子，轻轻摇晃吸入器（让药液进入储存室）。

2. 受试者取坐位或站立位，让受试者张口呼气，如能配合最好能呼气完全（残气位）。

3. 置 MDI 于受试者口前 1cm 处，喷口正对口腔中央（气道）。

4. 受试者从残气位或功能残气位开始，经口做缓慢的深吸气（吸气时间为 1 ~ 2 秒），开始吸气后，操作者马上按下定量气雾药罐，将药物释出，受试者吸入喷雾直至深吸气末（肺总量位）。

5. 屏气 5 ~ 10 秒，或在没有感觉不适的情况下尽量屏息久些，然后才快速呼气至功能残气位。

若需要增加吸入剂数，每剂应间隔至少 1 分钟，再重复上述步骤吸入。

该法为目前最为常用的方法，操作简便，价格便宜，适用于大多数受试者。

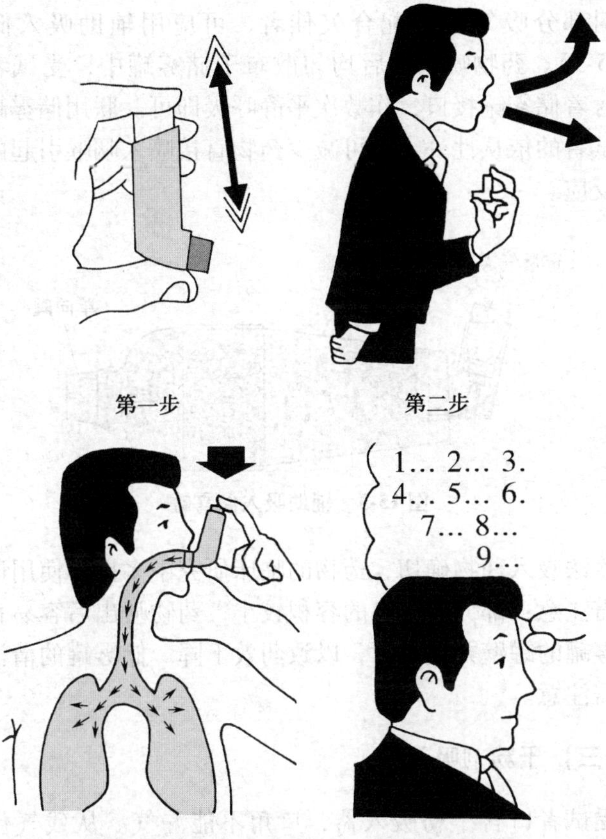

图 15-2　定量气雾剂（MDI）单剂量吸入法

注：第一步：摘下盖子，摇晃吸入器；第二步：起立，尽可能呼气；第三步把吸入器放在嘴前，张开口，缓慢深吸气，在吸气的同时按下吸入器的顶部，并继续深慢吸尽气；第四步：屏气 10 秒或尽可能长，然后呼气

（二）定量气雾剂联用储雾罐

对部分吸气动作配合欠佳者，可应用辅助吸入储雾罐（图 15-3）。药物喷入罐后均匀散布于储雾罐中，受试者只需用口含着储雾罐接口，作数次平静呼吸即可。联用储雾罐除增加受试者的依从性外，也可减少药物直接喷入咽喉引起的局部不良反应。

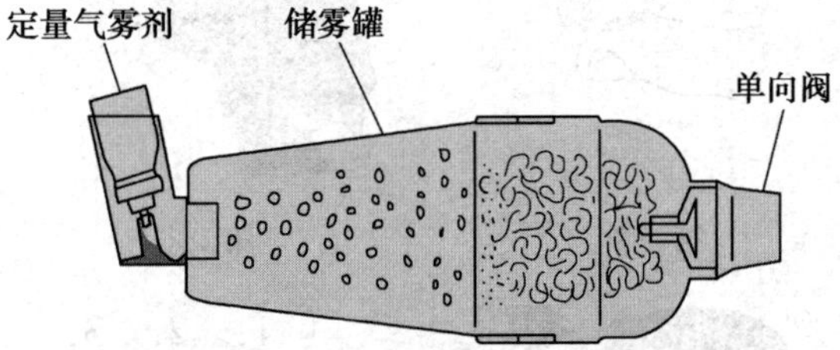

图 15-3　辅助吸入储雾罐

该法吸入药物确切，药物的临床研究中多推荐使用该法。

需注意：部分储雾罐的容积较小，药物喷出后容易直接撞击储雾罐的罐壁并被黏附，以致药效下降。储雾罐的清洁、消毒也需注意。

（三）干粉剂吸入

受试者口含干粉吸入器，口角不能漏气。从残气位用口（不能用鼻）作深深的、缓慢地吸气（需保证有一定的气流量，>60L/min）至完全，然后如 MDI 法屏气 10 秒。该法因是患者主动吸入驱动，吸入药物效果较好，结果稳定，尤其适合于年老、体弱等患者。但年龄过小（一般 <5 岁）儿童因其吸气流量较小，不宜用此法。此外，干粉药物及其吸入器成本相对较高。

（四）雾化吸入

以压缩气源为动力，射流雾化器可产生雾化气溶胶（亦称悬液）。压缩气源可由电动压缩泵产生，也可采用瓶装或中央压缩氧气等作为动力。受试者以平静、自然的潮气呼吸连续吸入雾化器产生的气溶胶（图 15-4）。雾化液配备多采用药物原液加生理盐水稀释，如 0. 5% 沙丁胺醇 1ml 混于生理盐水 4ml 中配制成 5ml 沙丁胺醇雾化液、或复方异丙托溴铵 2. 5ml 加入生理盐水 2. 5ml 配制成的可必特溶液。该法适用于几乎所有受试者，吸入效果好，但需要的时间较长，价格增高。

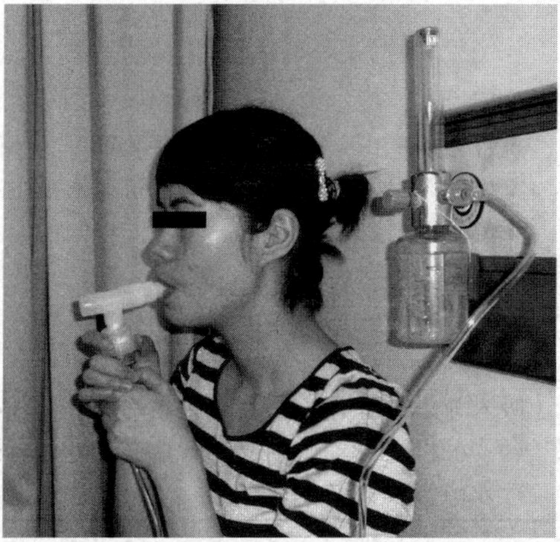

图 15-4　氧气驱动射流雾化器吸入

各种吸入方法的特点比较见表 15-1。

表 15-1　各种吸入方法的特点比较

吸入方法	优　点	缺　点
定量气雾剂（MDI）吸入	使用快捷，携带方便 输出剂量与标示量一致 储存方便，不怕潮湿 多剂量装置 价格便宜	吸入技巧要求高 需要抛射剂 口咽部沉积量高 受极端温度影响
定量气雾剂联用储雾罐吸入	使用较 MDI 方便 无严格的协调性要求 无严格吸气流速要求 减少口咽部沉积量 可用于几乎所有患者	体积较 MDI 大，携带不便 仍需要抛射剂 静电作用可使吸入量受到影响 多剂量应用使每剂的吸入量减少 需清洁消毒
干粉剂吸入	使用快捷 携带方便 操作较 MDI 更容易 无需抛射剂 可使用纯药物	较 MDI 昂贵 某些装置可受潮湿环境影响 吸气流速依赖性
雾化吸入	使用方便，患者配合少 不含刺激物 吸入肺部的药量较高 药物沉积时间长 疗效确切	费用较贵 携带不方便 需特殊动力（气源或电源） 疗效受患者和装置的影响

四、检查方法

受试者先测定基础肺功能，然后吸支气管舒张剂。如吸入的是 β_2 受体激动剂，在吸入药物后 20～30 分钟重复肺功能检查；也可在吸入后 5 分钟、10 分钟、15 分钟、20～30 分钟分别测定。后者可了解药物的起效时间，如已达阳性标准也可终止试验，减少试验耗时。如吸入的是 M 受体拮抗剂，在吸入后 20～30 分钟，必要时 45 分钟后重复检查。其他途径给药者，按药物性质给药数分钟至 2 周后复查肺功能。

支气管舒张试验前、后的流量-容积曲线和时间-容积曲线见图 15-5。

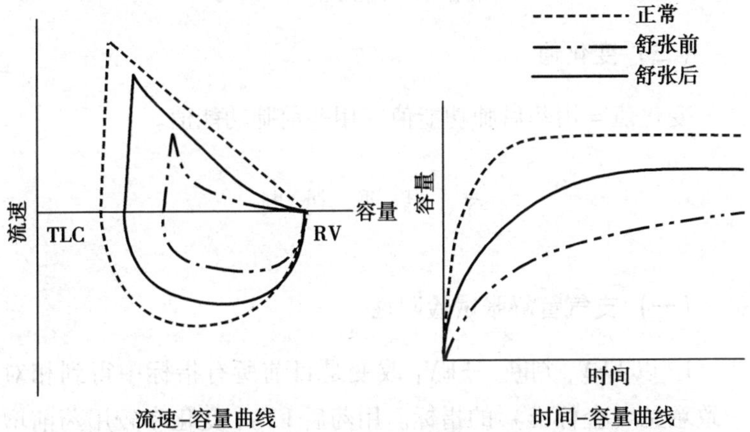

图 15-5　支气管舒张试验的流速-容量曲线及时间-容量曲线改变

五、评 定 指 标

评价支气管扩张试验的常用肺功能指标有第 1 秒用力呼气容积（FEV_1）、用力肺活量（FVC）、呼气峰流量（PEF）、用力呼气中期流量（$FEF_{25\%\sim75\%}$）、50% 肺容量位的用力呼气流量（$FEF_{50\%}$）、比气道导气性（sGaw）、气道阻力（Raw）、呼吸阻抗响应频率（Fres）等。其中以 FEV_1 最为常用，因其结果可靠且重复性好；PEF 检查简便；sGaw 及 Fres 较为敏感，但重复性稍逊。通常根据这些指标变化率及变化值的改变来进行结果判断。

（一）变化率

可用下式计算：

$$\text{肺功能指标变化率（\%）}=\frac{\text{用药后肺功能值}-\text{用药前肺功能值}}{\text{用药前肺功能值}}\times 100\%$$

（二）变化值

变化值 = 用药后肺功能值 - 用药前肺功能值。

六、结 果 判 断

（一）支气管舒张试验阳性

1. 以 FEV_1 判断　FEV_1 改变是目前所有指标中得到相对一致意见（金标准）的指标。用药后 FEV_1 变化率较用药前增加 12% 或以上，且 FEV_1 绝对值增加 >200ml，则判断支气管舒张试验为阳性。

2. 其他指标阳性判断标准见表 15-2，虽然有作者对这些指标进行了研究，但目前这些指标的临床应用仍有一些争议。

表 15-2　其他支气管舒张试验阳性诊断标准

指　　标	改变率（%）
$FEF_{25\%\sim75\%}$	25
$FEF_{50\%}$	25
PEFR	20
sGaw	35
Fres	100

（二）支气管舒张试验阴性

若使用舒张药物后肺功能指标达不到上述标准，则支气管舒张试验阴性。支气管舒张试验阴性，可能有以下原因：

1. 轻度气道缩窄者，因其肺功能接近正常，用药后气道舒张的程度较小。

2. 狭窄的气道内有较多的分泌物堵塞气道，如重症哮喘患者支气管腔内常有大量黏液栓，影响吸入药物在气道的沉积和作用。

3. 药物吸入方法不当，致使药物作用不佳，为保证药物的吸入，可采用雾化吸入方法。

4. 使用药物剂量不足，故有时为明确了解支气管的可舒张性，常用较大剂量，如 MDI 或干粉吸入 400μg 沙丁胺醇。

5. 缩窄的气道对该种支气管舒张剂不敏感，但并不一定对所有的支气管舒张剂都不敏感，此时应考虑改用别的支气管舒张剂再作检查，如由沙丁胺醇转为异丙托品。

6. 在做支气管舒张试验前数小时内已经使用了舒张剂，气道反应已达到极限，故此时再应用舒张剂效果不佳，但并不等于气道对该舒张剂不起反应。

7. 狭窄的气道无可舒张性。作此结论应排除上述 6 点因素。

七、适应证、禁忌证及检查注意事项

（一）适应证

1. 有合并气道痉挛的疾病如支气管哮喘、COPD、过敏性肺泡炎、弥漫性泛细支气管炎等。

2. 有气道阻塞征象，需排除可逆性气道阻塞的疾病：如上气道阻塞。

（二）禁忌证

1. 对已知支气管舒张剂过敏者，禁用该舒张剂。

2. 测定用力肺活量，评价气道可逆性改变者，禁忌证同用力肺活量检查。

3. 肺功能检查证实无气道阻塞者，无需做本项检查。

（三）注意事项

1. 为避免舒张药物对试验结果的影响，舒张试验前应停用支气管舒张剂，详见表13-1。

2. 由于支气管舒张试验主要了解阻塞的气道是否能舒张恢复到正常，因此如基础肺功能已经正常者，一般就无需做支气管舒张试验了。此时如有必要，可考虑做气道反应性检查，建议进行支气管激发试验。

3. 由于呼气峰流量变异率（PEFR）也能较好地反映气道的舒缩功能的改变，因此也可作为气道可逆性检查，在临床上也被广泛应用。如患者通气功能检查正常无需做舒张试验时，可考虑给患者做PEFR检查。

4. 有些医师认为舒张试验阳性即可诊断为哮喘，舒张试验阴性则是慢性阻塞性肺疾病（COPD），这种看法并不全面。长期迁延发作的哮喘，由于气道黏膜水肿、痰液堵塞等因素，短期的舒张试验可能并无明显改善；而COPD虽然其阻塞气道的可逆性较少，但并不是不可逆，实际上，达到舒张试验阳性诊断标准的COPD患者并不在少数。只是在其最大可逆程度时，FEV_1/FVC 比值仍然 $<70\%$。因此，应避免以舒张试验结果作为唯一鉴别支气管哮喘或COPD的标准。

八、气道可逆性测定的临床应用

（一）诊断哮喘

支气管哮喘的特征之一是支气管平滑肌的痉挛具有可逆性。故在支气管舒张试验时，表现出狭窄的支气管舒张，肺功能有相当程度的改善。支气管舒张试验阳性支持哮喘的诊断。

对疑似哮喘患者的应用：有些哮喘患者肺功能较差，例如 $FEV_1 < 60\%$ 预计值，不宜做支气管激发试验时，可采用本试验。若舒张试验阳性，可证实哮喘。

对一些无明显气道阻塞症状的哮喘患者或哮喘的非急性发作期，当其肺功能不正常时，经吸入支气管舒张药，肺功能指标有明显的改善，亦可作为判断支气管哮喘（发作期）的依据。

由于哮喘患者病情常有波动，试验本身即使在同一个人，在不同时间内，也有一定程度变异，故有时需间隔一段时间，2 次或 2 次以上的结果才比较可靠。

（二）指导用药

支气管舒张试验还可用于评价某种支气管舒张药物的疗效，以指导治疗。可通过本试验了解或比较某种支气管舒张剂的疗效。有不少哮喘患者，自诉用 β_2 受体激动剂后效果不佳，不愿吸入。但如舒张试验阳性，表示气道痉挛可逆，可据此向患者耐心解释，指导患者正确用药，提高患者的依从性。

出现阴性结果时并不表示支气管狭窄程度一定是不可逆的，需仔细分析，有时试验阴性，需口服泼尼松 30mg/d，连续 1 ~2 周后再做试验，如肺功能仍无改善者，方可认为是不可逆病变，可以考虑停用激素。

（三）在 COPD 患者中的应用

少数 COPD 患者可合并有支气管哮喘或为 COPD 的喘息型，有时可出现舒张试验阳性结果。本试验需结合临床资料才能做出正确判断。如 COPD 患者对本试验阳性，其意义与气道反应性增高一样，预示肺功能逐年下降的趋势比较快，应长期使用支气管舒张剂治疗。

（虞欣欣　郑劲平）

第十六章　儿童肺功能检查

某些慢性肺部疾病（如哮喘）在儿童的发病率相当高，而肺功能检测是呼吸系统疾病诊治不可缺少的重要一环。虽然呼吸生理的改变在儿童和成人有许多相似之处，但由于儿童心理的特殊性、对事物认知理解的能力和配合检查的能力与成人有差异以及儿童特有的生长发育的特点，部分儿童肺功能检查与成人的检查有所不同，并且不同年龄儿童的肺功能测试也各有特点。年长儿童（6 岁以上）大多数可主动配合，其检查方法和成人的基本相同，而 3 ~ 6 岁学龄前儿童的检查方法与成人肺功能检查则有很大的差异。

一、儿童肺功能检查的设施及特点

（一）儿童肺功能检查室的布置

为了获得可靠的儿童肺功能测定值，应该根据儿童心理特点，尽力营造轻松活泼，充满童趣的检查环境。墙面上可画有世界童话名著中的“白雪公主”、“灰姑娘”、“丑小鸭”等儿童喜欢的有趣活泼的卡通彩色画面；也可设有小马、汽车、火车、气球等玩具供患儿候诊时玩要，消除患儿紧张恐惧心理。如果能通过视频机播放一些儿童成功进行肺功能检查的方法和实例，并有适当的奖励以鼓励儿童，将可以促使儿童与家长以愉快的心情配合检查，提高儿童肺功能的成功测试率。

（二）儿童肺功能仪及其特点

由于儿童的生理学特点，儿童肺容量及潮气量（潮气量绝对值约6ml/kg）均较成人为小。且年龄愈小，潮气量愈小而呼吸频率愈快。要获得准确、重复性好的数据，应选用适合儿童特点的并能够满足儿童精确测量需求的儿童肺功能仪。

此外，在3～6岁学龄前儿童，多采用带有儿童趣味引导、娱乐性强的动画演示，如吹蜡烛（图16-1）、吹气球（图16-2）、蜜蜂飞越栏杆等动画引导儿童以正确的方法进行测试。将娱乐融于检查之中，使检查可以较顺利地完成。

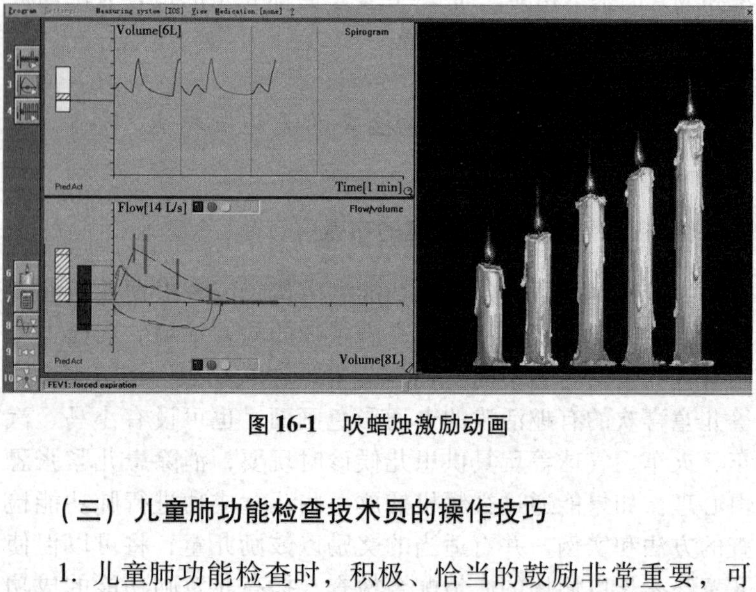

图16-1　吹蜡烛激励动画

（三）儿童肺功能检查技术员的操作技巧

1. 儿童肺功能检查时，积极、恰当的鼓励非常重要，可消除其恐惧心理，更好地配合完成试验。技术员要有足够的耐心和良好的示范，可以安排额外的时间对患儿进行初步辅导，

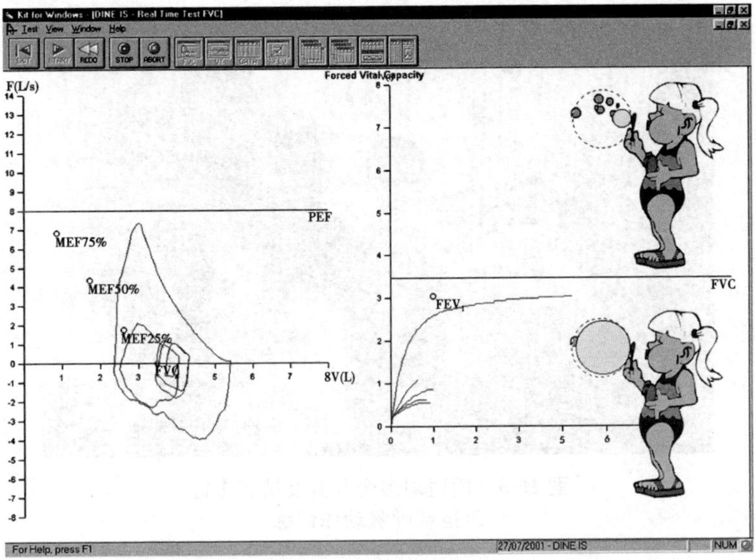

图 16-2 吹气球激励动画

并对实验室进行介绍性的参观。测试的重复次数可能多于成人，直至达到检查的质量控制标准。

2. 检查时，儿童父母是否在场，应该因人而异。有些儿童需要父母在场以获得安全感。有些过于依赖父母，则父母不在场时，儿童会更容易配合检查。

3. 儿童有较强的好胜心及模仿能力，因此可同时对多个儿童受试者进行示范，将可起到事半功倍的效果（图 16-3）。

4. 儿童处于生长发育期，其肺功能与成人在某些方面有所不同。儿童随年龄、身高、体重的增加，其肺功能指标（如 FVC、FEV_1、PEF 等）也在增加，检查时应正确选用适当的儿童肺功能正常值作参考。质量控制标准与成人也有较大的差异。如儿童的呼气时间较短，外推容积相对较大

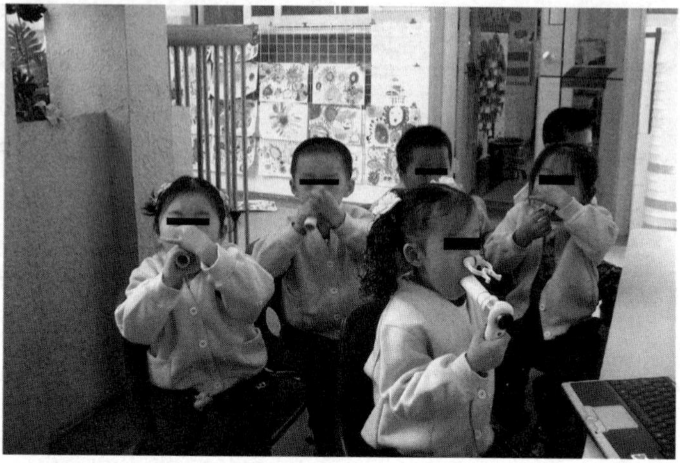

图 16-3　同时对多个儿童受试者进行示范和呼吸动作训练

等。因此，检查操作时，应依据相应的质量控制指标进行控制。

（四）临床上常用的儿童肺通气功能指标

1. 用力肺活量（FVC）　FVC 和身高、性别、年龄等因素有关，儿童时期随年龄增加而增加。以后随身高的增长而增加。如果有肺不张、肺纤维化、肺叶切除、脊柱后凹、胸廓畸形、胸膜病变等影响肺脏扩张的因素存在，均可能使肺活量减低。

2. 第 0.5 秒、第 0.75 秒、第 1 秒用力呼气容积（$FEV_{0.5}$、$FEV_{0.75}$、FEV_1）和 0.5、0.75、1 秒率（$FEV_{0.5}$/FVC、$FEV_{0.75}$/FVC、FEV_1/FVC）　$FEV_{0.5}$、$FEV_{0.75}$、FEV_1 是用力肺活量检查过程中，第 0.5 秒、第 0.75 秒和第 1 秒钟用力呼出的气量，它们与 FVC 的比为 $FEV_{0.5}$/FVC、$FEV_{0.75}$/FVC 和 FEV_1/FVC，它们均是反映呼气流量的重要参数，是小儿哮喘肺功

能检查的基本项目，被广泛用于疾病的诊断和病情严重程度分类。

$FEV_{0.5}$与$FVC_{0.75}$是小儿检查的特有项目。FEV_1/FVC是临床上成人常用的一项判断气道有无阻塞的肺功能指标，但对于学龄前儿童，因呼气时间短，某些儿童呼气时间不到1秒，因此，FEV_1并不能从每个学龄前儿童的肺功能中测得。可考虑应用指标$FEV_{0.75}$/FVC或$FEV_{0.5}$/FVC来代替。由于$FEV_{0.5}$占FVC的比例较小，$FEV_{0.75}$更能反映气道功能的变化，因此，$FEV_{0.75}$/FVC为最佳指标。

3. 呼气中期流量（MMEF或$FEF_{25\%\sim75\%}$）　MMEF是反映小气道的阻力的敏感指标。在评估小儿哮喘的气道阻塞方面及反映气道反应性改变的检查中比FEV_1更敏感，但变异度大。

4. 呼气峰流量（PEF）　用简易的峰流速仪检查，由于操作简便，容易配合，且不受环境影响，可反复检查，提供了一个与FEV_1有很好相关性的指标；对了解哮喘患儿的气道不稳定性、判断病情轻重和监测其长期变化、衡量临床治疗反应等方面特别实用；可广泛适用于家庭、学校、急诊室以及医院病房。

二、学龄儿童用力肺通气功能检查

学龄儿童多可很好地理解和配合进行用力肺通气功能检查，部分儿童经耐心教导后也能配合进行。表16-1所示为郑劲平等建立的健康儿童正常预计方程式，可供参考。

表 16-1　广州呼吸疾病研究所 385 例正常儿童(6～14 岁)肺功能预计值

肺功能参数	性别	回归方程	R	Sx	p 值
FVC(L)	男	$-0.021 + 0.000087 \times H^2 + 0.00013 \times H \times W + 0.000000278 \times e^A$	0.941	0.2895	0.001
	女	$-9.532 + 0.00204 \times A \times W + 5.141 \times \lg H$	0.908	0.2830	0.001
FEV_1(L)	男	$-0.03 + 0.0000862 \times H^2 + 0.00116 \times A \times W + 0.000000269 \times e^A$	0.938	0.2729	0.001
	女	$-9.904 + 0.00177 \times A \times W + 5.272 \times \lg H$	0.908	0.2621	0.001
FEV_1/FVC(%)	男	89.2 ± 4.8			0.001
	女	91.6 ± 4.9			0.001
$FEF_{25\%-75\%}$(L/s)	男	$-0.088 + 0.000137 \times H^2 + 0.000000746 \times A$	0.812	0.6684	0.001
	女	$-2.255 + 0.0246 \times H + 0.0165 \times W + 0.118 \times A$	0.759	0.6759	0.001
$FEF_{50\%}$(L/s)	男	$1.688 + 0.0034 \times A \times W + 0.000000797 \times e^A$	0.807	0.7797	0.001
	女	$-1.613 + 0.0190 \times H + 0.0283 \times W + 0.127 \times A$	0.755	0.7473	0.001

注：A = 年龄（岁），H = 身高（cm），W = 体重（kg）

续表

肺功能参数	性别	回归方程	R	Sx	p值
$FEF_{75\%}$(L/s)	男	$-0.029+0.0000743\times H^2+0.000000573\times e^A$	0.759	0.4872	0.001
	女	$-2.264+0.0223\times H+0.0859\times A$	0.677	0.5568	0.001
PEF(L/s)	男	$-0.012+0.000191\times H^2+0.00282\times A\times W+0.000000503\times e^A$	0.895	0.8302	0.001
	女	$-2.867+0.0472\times H+0.00279\times A\times W$	0.830	0.7838	0.001
$FEF_{100\%}$(s)	男	3.21 ± 0.97			0.001
	女	3.01 ± 0.94			0.001
PIF(L/s)	男	$1.846+0.00455\times A\times H-0.493\times A+0.000000676\times e^A$	0.860	0.8327	0.001
	女	$-2.400+0.036\times H+0.00196\times A\times W$	0.795	0.6432	0.001
$FEF_{50\%}/FIF_{50\%}$	男	0.99 ± 0.27			0.001
	女	1.10 ± 0.28			0.001

注：身高（cm）、体重（kg）、年龄（岁）、e 为自然对数底数≈2.71828、lg 为以 10 为底的常用对数

三、学龄前儿童用力肺通气功能检查

3 岁以下儿童因年龄过小不适宜用力肺活量检查。5 岁以上小儿可以合作，但需要先做比较耐心细致的准备工作，一定要有专人负责讲解如何用力吹气、如何配合，使孩子消除恐惧心理。

由于学龄前儿童的配合能力及协调能力有限，注意力不集中，较难获得有效、可靠及重复性好的数据。一般来说，检查时依从性不好的原因主要有：注意力不集中、忍耐力低使得他们不能做很好地努力；不能尽最大努力地吸气至肺总量位；不能尽最大努力地呼气及持续呼气至流速为零。一般来说，约有 50% ~80% 的学龄前儿童能够顺利地完成用力肺活量的测定。影响学龄前儿童用力肺活量测定成功率的因素除与儿童本身的个人因素（包括智力、配合能力、性格）有关外，也包括利用激励软件种类的不同、培训次数的不同及各实验室技术人员的技巧等。

（一）检查方法

1. 测试前，让儿童了解仪器和操作人员的意图。

2. 肺功能技师演示肺功能如何检查　利用儿童心理特点，采用竞赛游戏的方法（利用形象的比喻：如将流量-容积曲线比喻为“红萝卜”，或利用一些带有竞争游戏的软件）。鼓励使用激励软件，鼓励儿童掌握方法，使 PEF 尖峰迅速出现。比如，利用每接受一次曲线将会显示不同的颜色来激励儿童下一次要努力，以得到更大的不同颜色的曲线，获取奖品。

3. 受试儿童充分理解了检查的过程后，技术员开始教儿童测试。受试者坐直，头保持自然水平、夹上鼻夹、牙齿咬紧咬口器，舌头不能堵塞咬口器（注意咬口器要适合儿童特点，不能过大），不能漏气，并避免过紧的腰带、胸带和衣服等。让受试者充分吸气至肺总量位，迅速最大用力呼气，时间-容积曲线显示呼气相平台后以最快速度用力吸气至肺总量位。检查时，同时观察时间-容积曲线和流量-容积曲线，且操作人员应密切观察儿童的动作是否正确，避免检查过程中漏气。

4. 至少检查6次（一般最多不超过12次，每次间隔至少1分钟），但具体检查次数因人而异，应该记录下最少重复3次的检查结果。由技术员判断需检查多少次才能获得至少3次的可接受曲线。如果受试儿童在检查过程中出现哭闹或显得十分疲倦，则终止试验。

5. 时间-容积曲线和流量-容积曲线的目视接受标准　起始无犹豫；PEF尖峰迅速出现，呼气无中断，无咳嗽，曲线平滑；时间-容积曲线显示呼气时间超过0.5秒，并出现呼气容量平台（流量改变$<0.030L/s$）。如果出现启动缓慢、漏气、呼气时声门关闭、呼气停顿、双吸气、咳嗽等，则不接受该曲线。

（二）质量控制标准

严格的质量控制是正确评估肺功能结果的前提。用力肺活量检查的质量控制标准包括迅速用力呼气、呼气时间的维持及曲线的重复性。

1. 曲线的目视标准　同成人一样，目视获得曲线的标准为：起始无犹豫；PEF尖峰迅速出现，呼气无中断，无咳嗽，曲线平滑；时间-容积曲线显示呼气时间超过0.5秒，并出现呼气容量平台（图16-4）。

2. 曲线起始的质控标准　对于学龄前儿童来说，由于其FVC值较小，且儿童的呼气起始用力有限，因此，不能达到成人的标准。目前的资料显示，我国学龄前儿童外推容积（Vext）标准应设定为$Vext/FVC \leqslant 6.5\%$，或$Vext \leqslant 65ml$，取

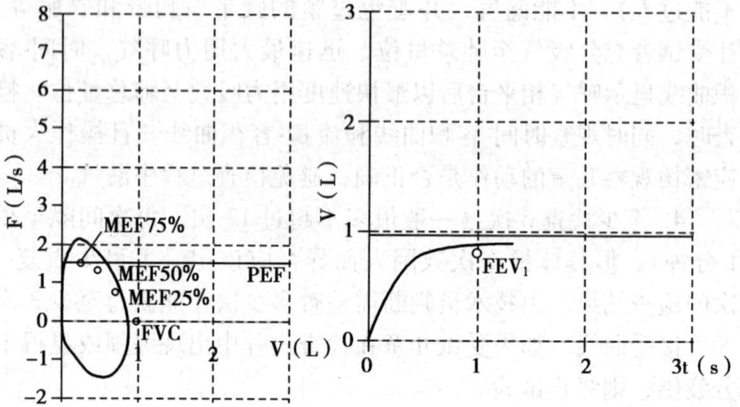

Parameter	UM	Pred.	PRE#1	%Pred.
Best FVC	L（btps）	0.97	0.90	92.5
Best FEV_1	L（btps）	0.78	0.87	110.6
Best PEF	L/sec	1.54	2.19	141.9
FVC	L（btps）	0.97	0.90	92.5
FEV0.5	L（btps）		0.78	
FEV_1	L（btps）	0.78	0.87	110.6
PEF	L/sec	1.54	2.16	139.6
PIF	L/sec		1.51	
FEF25%~75%	L/sec		1.70	
FET100%	sec		1.0	
VEXT	ml		32	
FIVC	L（btps）		0.72	

图 16-4　一个 4 岁 8 个月大女孩的可接受的流量-容积曲线和时间-容积曲线

从图中可以看出呼气时间仅达 1 秒时就已经出现了呼气平台

最大值。因此，假如 Vext 大于 65ml，或大于 FVC 的 6.5%，应该重新记录曲线环。但并非必须删除该次结果。

3. 曲线终止的质控标准　由于儿童的气道通畅性较佳而肺容量较少（气道管径与肺容量比值较成人大），因而其用力呼气时间较短。曲线终止应以呼气相时间-容积曲线显示呼气容量出现平台（呼气结束时，流量不能大于10% 的峰值气流

表 16-2 中国深圳地区不同性别儿童肺功能参数的逐步回归方程

肺功能指标	男($n=117$)			女($n=100$)		
	回归方程	R 值	估计误差	回归方程	R 值	估计误差
FVC(L)	$-1.318+0.01972H+0.05787A$	0.837	0.1428	$-0.851+0.119A+0.02310W+0.008045H$	0.8	0.181
$FEV_{0.5}$(L)	$-0.721+0.0116H+0.05291A$	0.812	0.1042	$-0.151+0.111A+0.01955W$	0.812	0.1172
$FEV_{0.5}$/FVC(%)	72.12 ± 7.3			73.1 ± 8.0		
$FEV_{0.75}$(L)	$-1.001+0.01515H+0.05958A$	0.831	0.1209	$-0.248+0.118A+0.02954W$	0.825	0.1371
$FEV_{0.75}$/FVC(%)	84.7 ± 6.5			85.0 ± 7.7		
FEV_1(L)	$-1.141+0.01705H+0.05727A$	0.843	0.1248	$-0.768+0.109A+0.02147W+0.006987H$	0.837	0.1429
FEV_1/FVC(%)	89.4 ± 4.8			89.8 ± 6.6		
PEF(L/s)	$-1.382+0.02596H+0.194A$	0.68	0.4253	$-0.290+0.287A+0.05860W$	0.717	0.4343
$FEF_{25\sim75}$(L/s)	$-0.801+0.01483H+0.113A$	0.622	0.2869	$0.07252+0.164A+0.02535W$	0.626	0.2876
PIF(L/s)	$-0.799+0.507A$	0.747	0.4437	$-1.092+0.364A+0.05308W$	0.743	0.4532

注：A = 年龄（岁），H = 身高（cm），W = 体重（kg）

量)，持续时间≥0.9秒。

4. 曲线的重复性　在学龄前儿童，其 FVC、FEV_1、$FEV_{0.75}$、$FEV_{0.5}$值较低，可采用最佳2次 FVC 及 $FEV_{0.75}$的变异<10%或<0.1L（取最大值）。

5. 需在报告中指出接受曲线的次数（只有一次也应记录)、$FEV_{0.5}$及 $FEV_{0.75}$数值。

（三）3～6岁儿童肺功能参数正常预计方程式

表16-2为笔者建立的健康儿童正常预计方程式，供参考。

四、儿童气道高反应性的检测

儿童气道反应性的测定方法和判断指标应有自己的特点，但目前研究尚少，基本参考成人的方法和指标进行判断，包括支气管激发试验和支气管扩张试验检查。郑劲平等观察年长儿童（10～14岁）的气道反应性改变与成人的基本相同；而在哮喘儿童的扩张试验中，发现部分哮喘儿童在痉挛的气道舒缓后，其 FVC 的改变比 FEV_1 的改变更为显著，这点与成人的扩张试验有所不同，并且部分年幼儿童 $FEF_{25\%\sim75\%}$ 在扩张或治疗后有明显的改善，但 FEV_1 改善并不明显，提示儿童的气道反应性有其自身特点。呼气峰流量（PEF）及其变异率（PEFR）的监测因其测量简单易行、受配合影响的因素较少，成为临床上估计哮喘患儿气道反应性增高或气道可逆性改变的最简便和常用方法。

（张清玲）

第十七章　肺功能检查结果的解读和报告的签发

肺功能检查后即可得到检查结果,但如何评估结果并将结果和临床诊治相联系,是肺功能检查能否真正应用于临床的关键。

一、肺功能检查结果的解读

肺功能诊断应首先回顾及评价检验的质量，虽然不太理想的实验结果仍然包含了有用信息，但评价者应当识别这些问题并了解存在的潜在错误及其程度。只依靠计算机自动给出的评价虽然较为方便，但却容易忽略质量评估。单纯依靠数据结果做出临床决定是常见、易犯的错误。

确保实验质量后，下一步将进行一系列比较，如测量结果与正常人参考值的比较、与已知疾病或异常生理状态（如阻塞性或限制性）的比较、自身比较以评价患者个体的变化等。肺功能报告的最后一步是回答做肺功能实验所要解决的临床问题。

（一）肺功能检查结果的研读

肺功能检查的结果是否正常，需与相同条件的正常人（如年龄、身高、体重、性别、种族、工作强度等相同）或所推导的正常预计（参考）值进行比较，判断是否在正常范围。超出95%正常值可信限范围的结果可考虑有异常因素存在。

除将检测数值与正常值比较以外，相关指标的关系图（如F-V曲线、V-T曲线等）亦是非常重要的检查结果。仅仅是指标数字的报告常常不够直观，一些重要的信息容易被忽视。而通过实时监测肺功能图形能准确和及时判断肺功能的损害性质、程度，亦能更好地对肺功能检查的质量进行控制。

（二）肺功能检查结果的评估

通过与正常预计值和图形的对比，可做出肺功能是否损害、损害的性质、损害的严重程度等判断。如通气功能损害可依其性质分为阻塞性、限制性和混合性通气功能障碍。阻塞性通气功能障碍依据阻塞的部位还可区分为胸内可变型上气道阻塞、胸外可变型上气道阻塞和固定型上气道阻塞。单侧主支气管不完全阻塞也可有特征性的“双蝶型改变”。通气功能损害的程度可分为轻度、中度、中重度、重度和极重度等不同等级。气道反应性的增高程度也可分为轻度、中度、中重度和极重度等不同等级。

（三）肺功能检查结果的纵向比较

肺功能检查结果的评估除对当次检查的评估外，还应了解既往是否曾做过同类检查。如有，则应与过去的结果进行纵向对比，了解肺功能的变化情况，以评价患者个体的变化，如慢性阻塞性肺疾病（COPD）随年龄增长的肺功能下降趋势和速度、支气管哮喘治疗后肺功能的改善等。我们曾发现部分基层医院对肺功能检查的即时结果很有兴趣，而对结果的纵向的比较常常忽略，应引起关注。

二、肺功能检查报告的签发

（一）报告的签发

1. 报告检查结果　肺功能检查结果的报告应由经过培训

的医师或技术人员签发。对检查结果做出在正常范围或异常的报告。对于异常的结果报告还应报告其异常的程度。如做支气管激发试验或舒张试验，还需详细描述所用刺激物或药物及其剂量和吸入方法，以利于临床医师的深入分析，以及将来的追踪随访和横向比较。

肺功能检查结果报告举例：

例1. 肺通气功能在正常范围。

例2. 重度阻塞性通气功能障碍。

例3. 支气管激发试验阳性。

例4. 采用手捏式气雾吸入方法，累积吸入磷酸组胺0.49μmol，FEV_1 下降31%，患者出现咳嗽、肺部可闻喘鸣音，支气管激发试验阳性，气道反应性中度增高（$PD_{20}FEV_1$ =0.35μmol）。

例5. 经储雾罐吸入沙丁胺醇400μg，20分钟后 FEV_1 增加21.3%，变化值增加0.38L，支气管舒张试验阳性。

例6. 流量-容积曲线显示呼气相流量明显受限，呈平台样改变，提示胸内型上气道阻塞，建议胸部CT或支气管镜检查。

2. 报告检查的质控情况　除了报告检查结果外，如检查中受试者配合不好或其他因素可能影响到结果的判断，需在报告中注明。检查结果发现某些异常，需要临床进一步分析，也需在报告中予以提示。

例1. 受试者配合欠佳，努力程度不够，结果仅供参考。

例2. 经多次指导，受试者呼气时间仍不足够长。

例3. 受试者多次重复测试中 FEV_1 进行性下降，未达重复性测试的可接受标准，但提示气道反应性增高。

3. 签署姓名日期　署名包括检查人员姓名和报告签发人员姓名（如非同一人），特别是肺功能室有多位技术人员时，当出现问题时能及时找到检查人员询问而准确进行评估。检查报告经审核后应署名并签署日期。

（二）及时与临床医师沟通

肺功能结果评估后应及时向临床医师反馈。有时会出现结果和临床的诊断意见不符的情况，此时需重新审核报告。如能排除检查仪器的误差和质控不良，而受试者配合良好，经确认检查结果正确，则应提醒临床再对疾病做鉴别诊断。另外，需要切记的是不能脱离临床资料单独解释肺功能结果。完整临床资料的提供有助于准确地解读肺功能检查结果，并对临床医师提出恰当的指导性建议。

（郑劲平）

第十八章 实例分析

病例分析是联系肺功能基础知识和临床实际应用的最好沟通桥梁。本章通过对支气管哮喘、慢性阻塞性肺疾病、肺间质性病变、上气道阻塞等典型病例的临床资料、辅助检查的介绍，以及肺功能检查申请上的考虑、结果的分析和报告等做详细具体的分析，将有助于临床工作者对肺功能检查更好地理解和应用。

一、病例1 支气管哮喘

（一）病史摘要

梁××，女，8岁。反复发作性咳嗽5年余，常于天气转变时加重，夜间咳嗽尤为严重，咳嗽剧烈时可伴有呼吸不畅、胸闷。有过敏性鼻炎史。体检：发育正常、双肺未闻干湿啰音。

临床诊断：咳嗽查因，咳嗽变异型哮喘？

（二）肺功能检查申请

鉴于该患儿有反复发作的咳嗽、胸闷病史，并有夜间加重的节律性变化的特点和过敏疾病史，虽然体检没有闻及喘鸣音，但临床仍疑诊为“支气管哮喘”。为进一步证实该临床诊断，可检查患儿有无可逆性的气流受限（气道阻塞）以及气道反应性增加（支气管哮喘的两个重要病理生理改变），如有，则可明确诊断。因此，可对该患儿先进行肺通气功能检查。

（三）肺通气功能检查结果分析

通气功能检查结果见表 18-1，流量-容积曲线和时间-容积曲线见图 18-1。

表 18-1　基础通气功能检查结果

指标	预计值	测试1值	测试2值	测试3值	最佳值	占预计值百分率（%）
FVC(L)	1.73	1.72	1.70	1.70	1.72	99.3
FEV_1(L)	1.58	1.52	1.49	1.46	1.52	96.0
FEV_1/FVC(%)	91.6	88.5	87.4	85.7	88.5	—
$FEF_{25\%\sim75\%}$(L/s)	2.28	1.79	1.72	1.62	1.79	78.3
$MEF_{25\%}$(L/s)	1.32	0.95	0.87	0.91	0.95	71.5
$MEF_{50\%}$(L/s)	2.55	1.94	1.90	1.81	1.94	76.1
$MEF_{75\%}$(L/s)	3.71	3.07	3.14	2.73	3.07	82.6
PEF(L/s)	3.80	3.60	3.39	3.69	3.60	94.6
$FET_{100\%}$(s)	3.0	1.95	3.25	2.85	—	—
Vext(ml)	<150	73	44	44	—	—

分析肺功能检查结果时，首先应注意检查是否符合质控标准，这是结果可信的首要条件。从 F-V 曲线可见呼气起始无犹豫、呼气流量尖峰迅速出现，外推容积 <150ml，说明起始暴发力良好，整个呼气过程平顺无中断、无漏气，吸气环闭合；由 V-T 曲线可见，该患儿在约 3 秒时已把所有气体呼出（儿童的呼气时间远少于成人），虽然呼气时间不到 6 秒，但已达最大呼气容量（出现平台），表示呼气完全。并且从表 18-1 可见最佳呼气 3 次的结果，其重复性也符合质控要求（FVC 和 FEV_1 的变异均 <5% 以及 <150ml），3 条检查曲线也基本重

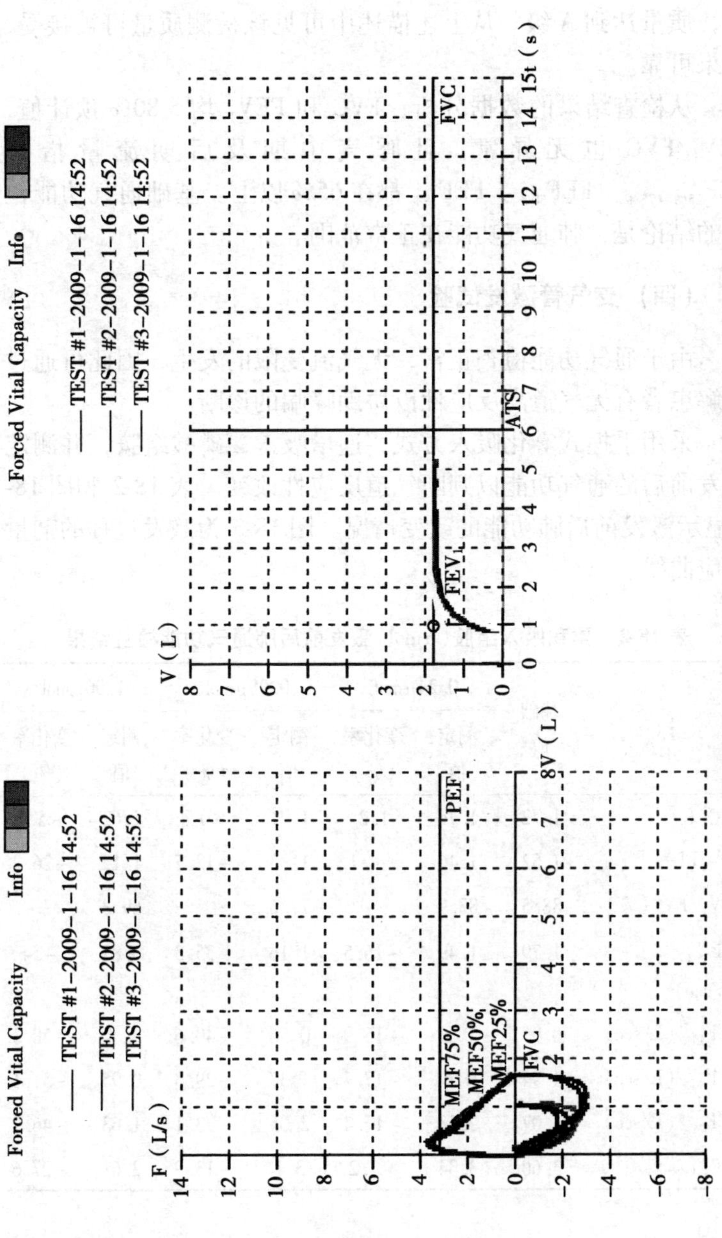

图18-1 基础肺通气功能检查的流量-容积曲线和时间-容积曲线

合，质量达到A级。从上述描述中可见该检测质量可被接受，结果可靠。

从检查结果的数据分析，FVC和FEV_1均>80%预计值，FEV_1/FVC也无异常，且呼气中期及后期流量指标$FEF_{25\%\sim75\%}$、$FEF_{50\%}$、$FEF_{75\%}$都在65%以上。基础通气功能检查的结论是：肺通气功能在正常范围。

（四）支气管激发试验

由于通气功能检查正常，无气流受限的发生，因此可通过了解患者有无气道高反应性以协助哮喘的诊断。

采用手捏式雾化吸入方式，递增吸入二磷酸组胺，并测定激发前后的通气功能以判断气道反应性改变。表18-2和图18-2显示激发前后肺功能的改变情况。图18-3为激发过程的剂量反应曲线。

表18-2　累积吸入组胺(μmol)激发前后肺通气功能检查结果

指　标	基础值	0.24μmol		0.98μmol		1.96μmol	
		测定值	变化率(%)	测定值	变化率(%)	测定值	变化率(%)
FVC(L)	1.72	1.74	1.2	1.71	-0.4	1.62	-5.7
FEV_1(L)	1.52	1.46	-4.1	1.33	-12.7	1.12	-26.2
FEV_1/FVC(%)	88.5	83.9		77.6		69.3	—
$FEF_{25\%\sim75\%}$(L/sec)	1.79	1.49	-16.5	1.16	-35.3	0.82	-54
$MEF_{25\%}$(L/sec)	0.95	0.8	-15.9	0.56	-40.6	0.4	-58.3
$MEF_{50\%}$(L/sec)	1.94	1.6	-17.7	1.37	-29.3	0.95	-51.1
$MEF_{75\%}$(L/sec)	3.07	2.53	-17.4	2.05	-33.1	1.63	-46.7
PEF(L/s)	3.60	3.34	-7.2	3.1	-13.9	2.61	-27.6

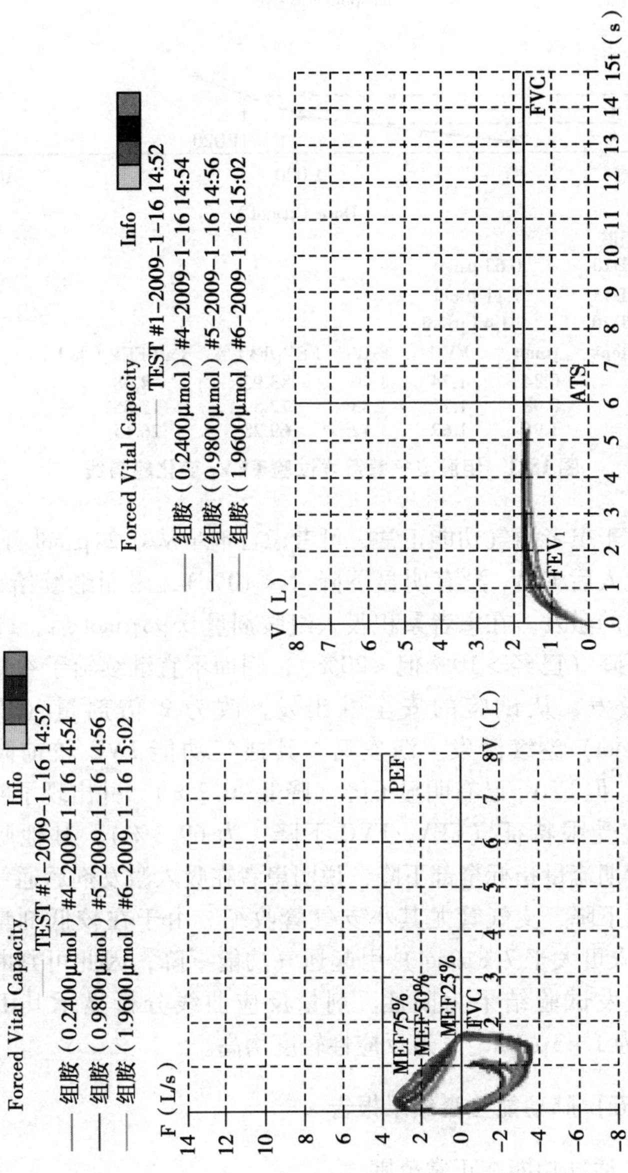

图18-2 磷酸组胺支气管激发试验流量-容积曲线和时间-容积曲线

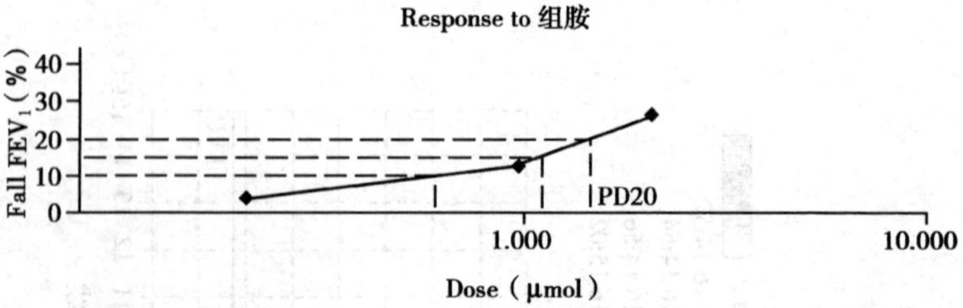

组胺

PD10	0.63 μmol
PD15	1.11 μmol
PD20	1.43 μmol

Step#	μmol	FVC	FEV_1	FEV_1/FVC%	Fall FEV_1(%)
1	0.24	1.74	1.46	83.92	4.08
2	0.98	1.71	1.33	77.59	12.65
3	1.96	1.62	1.12	69.28	26.15

图 18-3 组胺支气管激发试验 FEV_1 变化趋势线

由于患者通气功能正常，可考虑首剂量从 0. 24μmol 开始。患者吸入后 FEV_1 没有明显下降（<10%），因而继续给予 4 倍剂量的激发。在患者累积吸入组胺剂量 0. 98μmol 后，FEV_1 逐渐下降（已经 >10% 但 <20%），因而不宜继续给予 4 倍剂量的激发，从试验的安全性出发，改为 2 倍剂量（累积 1. 96μmol）继续激发。激发后，其通气功能 FVC 较前降低 5. 7%，但 FEV_1 已有明显下降（降低 26. 2%），并出现了明显的气流受限特征（FEV_1/FVC 下降，为 69. 3%），其他呼气中、后期流量指标全部下降，说明患者在吸入激发剂后通气功能较前下降，支气管尤其小支气管收缩。由于在较低剂量下（正常人可大于 7. 8μmol）引起通气功能下降，因此可判断支气管激发试验结果为阳性。剂量反应曲线分析显示其 PD_{20} FEV_1 为 1. 43μmol，气道反应性轻度增高。

（五）肺功能检查结果报告

1. 通气功能在正常范围。

2. 组胺支气管激发试验阳性（气道反应性轻度增高）。

结合临床资料分析，符合支气管哮喘的肺功能特点。

二、病例2 支气管哮喘（急性发作期）

（一）病史摘要

李××，女，33岁。反复咳嗽、咳痰十余年，多于夜间出现，咳嗽剧烈时可伴有喘息、胸闷、呼吸困难。患者自述发病时有窒息感，通常1~2小时后可自行缓解。曾在外院诊断为支气管哮喘，治疗过程中自行停药。体检：双肺闻及双相高调干啰音。

临床诊断：支气管哮喘（急性发作期）。

表18-3 肺通气功能和支气管舒张试验结果

指标	预计值	基础实测值	占预计值百分率(%)	舒张后实测值	占预计值百分率(%)	变化率(%)
FVC(L)	2.69	2.20	81.8	2.38	88.4	+8.2
FEV_1(L)	2.33	1.33	57.1	1.92	82.7	+44.4
FEV_1/FVC(%)	82.8	60.7	—	80.7		—
$FEF_{25\%-75\%}$(L/s)	3.42	0.75	22	1.75	51.2	+133.3
$MEF_{25\%}$(L/s)	1.73	0.34	19.7	0.88	51.1	+158.8
$MEF_{50\%}$(L/s)	3.73	0.87	23.3	2.00	53.6	+129.9
$MEF_{75\%}$(L/s)	5.21	1.66	31.9	3.54	67.9	+113.3
PEF(L/s)	5.72	3.04	53.1	5.33	93.2	+75.3
$FET_{100\%}$(s)	—	6.35	—	3.75	—	—
Vext(ml)	<150	44	—	43	—	+2.3

（二）肺功能检查申请

由于该患者当前正处于喘息状态（患者感觉气喘并且听诊闻喘鸣音），故可预测患者的通气功能已经损害，有阻塞性通气功能障碍，因此，可考虑做通气功能检查以了解其受损的严重程度，以及使用支气管舒张剂能否改善其受损的通气功能。

（三）肺功能检查结果

通气功能检查和支气管舒张试验：检查结果见表 18-3，流量-容积曲线和时间-容积曲线见图 18-4。

（四）肺功能检查结果分析

1. 通气功能检查中，流量-容积曲线的图形平滑，无咳嗽、无漏气，时间-容积曲线显示呼气已达平台，质量控制好，结果被接受。

2. 由表 18-3 可见，FVC 为 2.20L，占预计值 81.8%；FEV_1 为 1.33L，占预计值 57.1%；FEV_1/FVC 为 60.7%，且呼气中后期流量指标全部下降，结果提示中重度阻塞性通气功能障碍。

3. 经储雾罐气雾吸入支气管舒张剂硫酸沙丁胺醇 400μg 后 20 分钟，FEV_1 上升 44.4%（>12%），绝对值增加 590ml（>200ml），完全呼出气体的时间也由 6.35 秒缩短至 3.75 秒，提示患者的气流受限有了明显的改善，FVC 及 FEV_1 均已恢复到 > 预计值的 80%，对支气管舒张剂的反应良好，支气管舒张试验阳性。

（五）肺功能检查报告

1. 中重度阻塞性通气功能障碍。

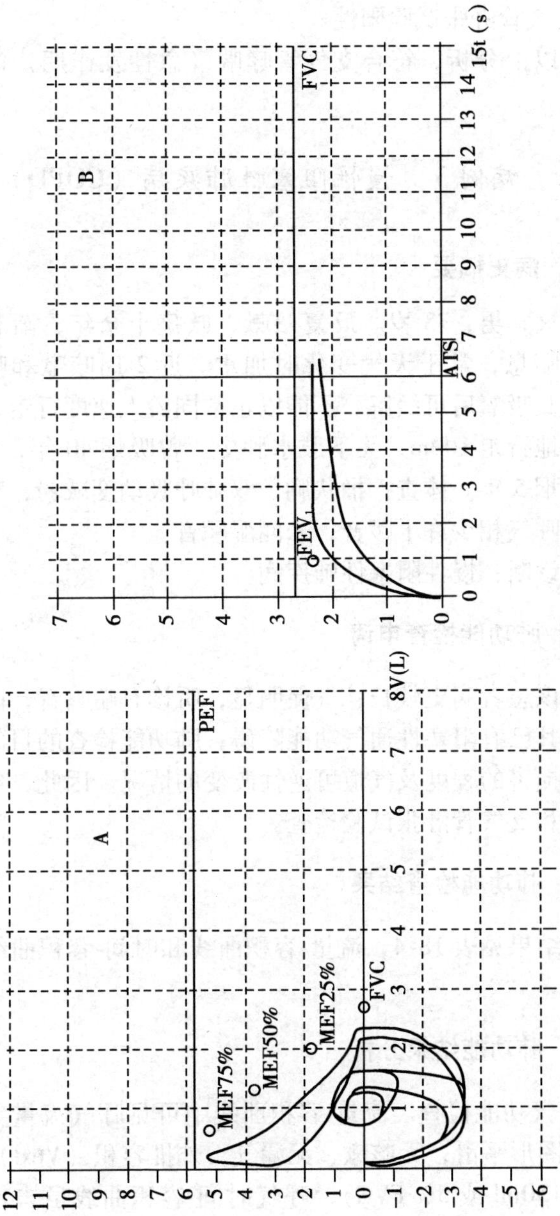

图18-4　支气管舒张试验前、后的流量-容积曲线(A)和时间-容积曲线(B)

2. 支气管舒张试验阳性。

综合以上分析，符合支气管哮喘（急性发作期）的肺功能特点。

三、病例3　慢性阻塞性肺疾病（COPD）

（一）病史摘要

李××，男，73岁。反复咳嗽、咳痰十余年，渐有活动后气促和喘息，常于天气变化时加重。近2周咳嗽和喘息加重，休息及吸氧后可缓解。不能以正常同龄人速度行走，但可自行在平地行走100m，无下肢水肿史。曾吸烟40年，每天2包，已戒烟5年。体查：桶状胸、双肺呼吸动度减弱，双肺呼吸音弱，呼气相少许干啰音，未闻湿啰音。

临床诊断：慢性阻塞性肺疾病。

（二）肺功能检查申请

由于该患者病史较长，气促明显，听诊有喘鸣音，因此可初步判断其已有阻塞性通气功能障碍，肺功能检查的目的是希望了解其损害的程度及气道可逆性改变的情况。因此，申请做通气功能和支气管舒张试验检查。

（三）肺功能检查结果

检查结果见表18-4，流量-容积曲线和时间-容积曲线见图18-5。

（四）肺功能结果分析

1. 通气功能检查　流量-容积曲线中可见呼气流量尖峰迅速出现，图形平滑，无咳嗽、无漏气，外推容积（Vext）只有56ml（<150ml或5% FVC），呼气时间-容积曲线虽未出现呼

气平台，但呼气时间（$FET_{100\%}$）已超过 ATS 最低标准（6 秒），达 13.6 秒，结果可以接受，质量控制良好。

表 18-4 肺通气功能和支气管舒张试验结果

指标	预计值	基础实测值	占预计值百分率(%)	舒张后实测值	改善率(%)
FVC(L)	3.35	2.55	76.2	3.25	27.3
FEV_1(L)	2.55	0.85	33.2	1.27	49.4
FEV_1/FVC(%)	74.1	33.2	—	39.2	—
$FEF_{25\%\sim75\%}$(L/s)	2.71	0.25	9.1	0.44	77.2
$FEF_{25\%}$(L/s)	6.33	0.67	10.6	1.09	62.3
$FEF_{50\%}$(L/s)	3.62	0.29	8.0	0.55	90.3
$FEF_{75\%}$(L/s)	1.13	0.10	8.8	0.19	93.9
PEF(L/s)	7.05	2.95	41.8	3.35	13.5
$FET_{100\%}$(s)	—	13.6	—	12.1	-11.0
Vext(ml)	<150	56	—	43	-23.2

由表 18-4 可见，FVC 为 2.55L，占预计值 76.2%，有容量受限（<80% 预计值）；FEV_1 为 0.85L，占预计值 33.2%；FEV_1/FVC 为 33.2%（<70%），提示气流受限，流量-容积曲线呈现典型的阻塞性病变图形（呼气相流量曲线向容量轴凹陷，但吸气相正常，故诊断为极重度混合性通气功能障碍，以阻塞性为主（极重度阻塞性通气功能障碍 + 轻度限制性通气功能障碍）。

2. 支气管舒张试验　经储雾罐定量气雾吸入支气管舒张剂沙丁胺醇 400μg 后 20 分钟，FEV_1 上升 49.4%（>12%），绝对值增加 420ml（>200ml），提示患者的气道阻塞有一定程度的可逆性，对支气管舒张剂的反应较好，支气管舒张试验阳性，但尚不能恢复到正常，仍有气流受限的表现，即为不完全

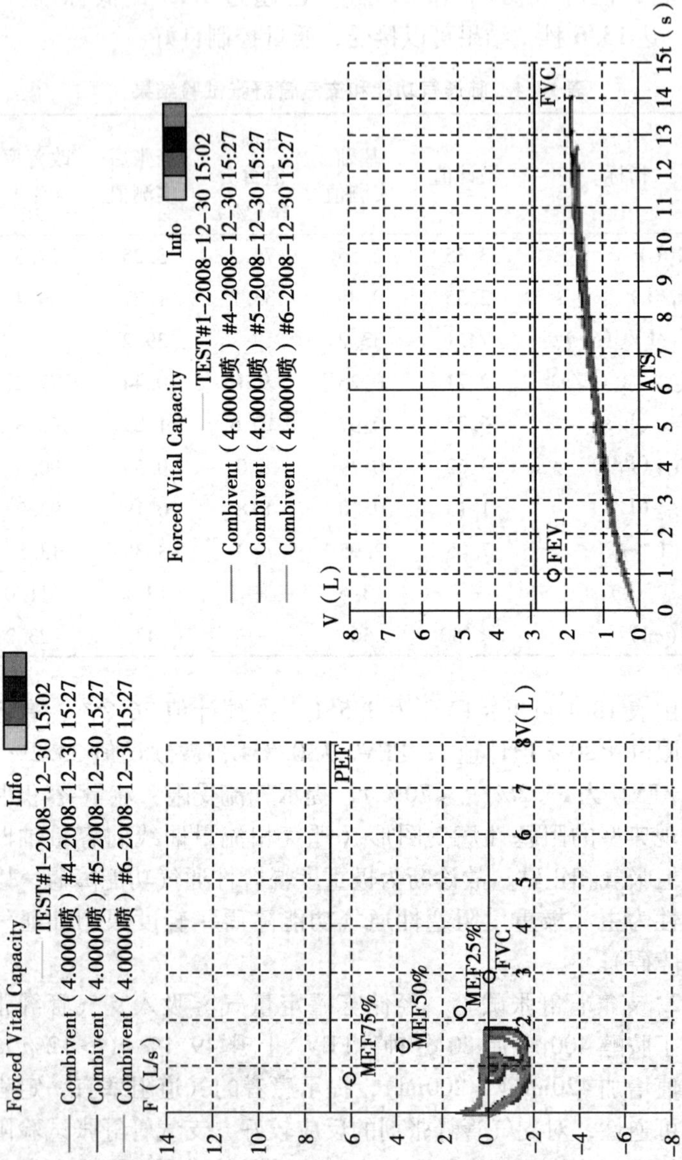

图18-5 基础通气功能和支气管舒张试验流量-容积曲线和时间-容积曲线

可逆的气流受限，符合COPD的肺功能改变特征。同时，舒张后FVC也有较大的改善（增长27.3%）并已恢复至正常（>80%预计值)，说明舒张前FVC的下降并不是真正的肺容积受限，而是由于患者气道阻塞，气体闭限，功能残气量增加所致，因此患者并没有限制性病变，可排除限制性通气功能障碍。

（五）肺功能检查结果报告

1. 极重度阻塞性通气功能障碍。
2. 支气管舒张试验阳性。

综合以上分析，符合慢性阻塞性肺疾病的肺功能特点，支气管舒张剂治疗对肺功能有改善作用。

四、病例4 慢性阻塞性肺疾病（COPD）

（一）病史摘要

潘××，男，55岁。反复咳嗽、咳痰十余年伴气促、喘息，秋冬季节症状加重，加重时基本不能进行任何体力劳动，并需躺卧吸氧后方能缓解，无下肢水肿病史。吸烟二十余年，每天2包，已戒烟3年。体查：撅嘴呼吸，呼气相明显延长，桶状胸明显，双肺呼吸动度减弱，双肺呼吸音明显减弱，未闻干湿啰音。

临床诊断：慢性阻塞性肺疾病。

（二）肺功能检查申请

同病例3，由于该患者病史较长，呼吸音明显减弱，因此可判断其已有通气功能的显著障碍，肺功能检查的目的是希望了解其损害的程度及气道可逆性改变的情况。因此，申请做通气功能和支气管舒张试验检查。

（三）肺功能检查结果

通气功能检查和支气管舒张试验检查：检查结果见表 18-5，流量-容积曲线和时间-容积曲线见图 18-6。

表 18-5　肺通气功能和支气管舒张试验结果

指标	预计值	基础实测值	占预计值百分率(%)	舒张后实测值	变化率(%)
FVC(L)	2.92	1.69	57.7	1.77	4.7
FEV_1(L)	2.39	0.37	15.6	0.42	13.5
FEV_1/FVC(%)	77.3	22.1	—	23.5	—
$FEF_{25\%\sim75\%}$(L/s)	3.15	0.14	4.3	0.16	14.7
$FEF_{25\%}$(L/s)	6.00	0.25	4.1	0.28	11.8
$FEF_{50\%}$(L/s)	3.57	0.14	3.9	0.18	29.7
$FEF_{75\%}$(L/s)	1.17	0.09	7.8	0.08	-12.0
PEF(L/s)	6.85	1.02	14.8	1.05	3.5
$FET_{100\%}$(s)	—	12.1	—	11.8	-2.6
Vext(ml)	<150	29	—	28	—

（四）肺功能检查结果分析

1. 通气功能检查　如病例 3，分析其流量-容积曲线和时间-容积曲线，以及质控指标 $FET_{100\%}$ 和 Vext，均符合良好质控的要求。

由表 18-5 可见，FVC 为 1.69L，占预计值 57.7%；FEV_1 为 0.37L，占预计值 15.6%；FEV_1/FVC 为 22.1%，流量-容积曲线显示整个流量环明显缩小，呼气相降支向容量轴凹陷，故诊断为极重度混合性通气功能障碍，以阻塞性病变为主。

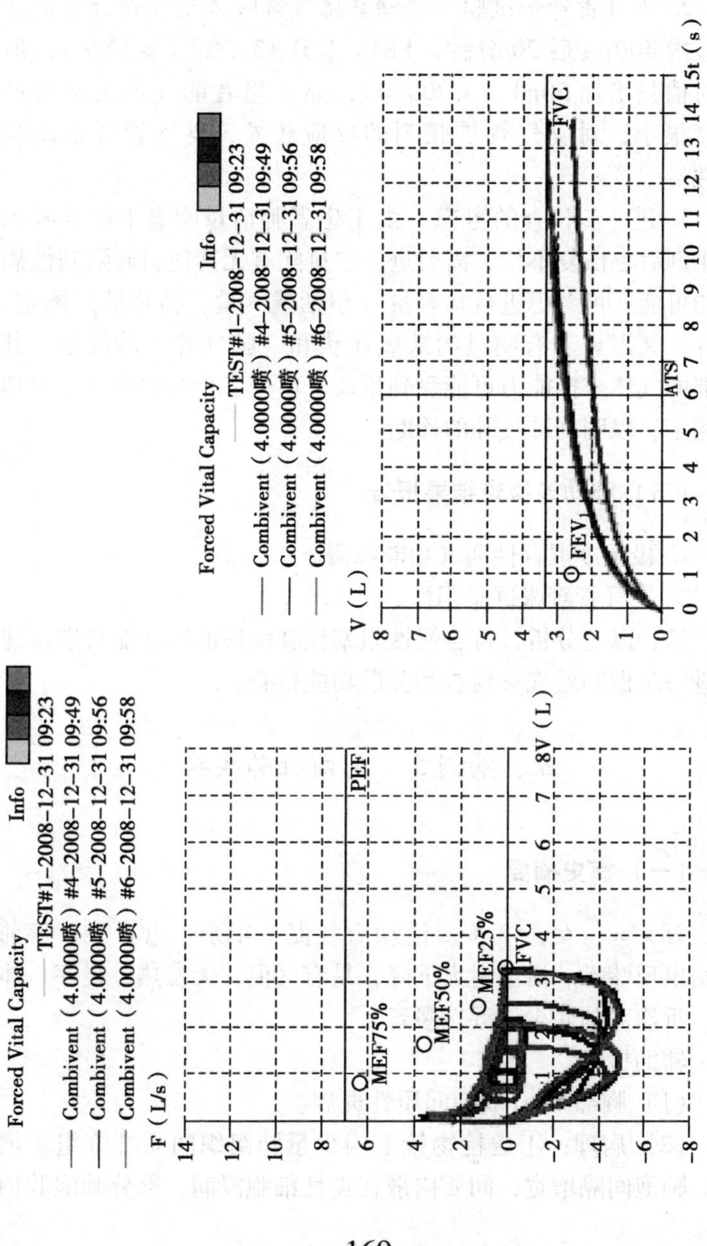

图18-6 支气管舒张试验前后的流量-容积曲线和时间-容积曲线

2. 支气管舒张试验　经储雾罐气雾吸入支气管舒张剂沙丁胺醇400μg后20分钟，FEV_1上升13.5%（>12%），但绝对值只增加50ml（<200ml），显示患者的气道阻塞可逆程度很小，对支气管扩张剂的反应较差，支气管舒张试验阴性。

3. 进一步检查的考虑　由于患者肺活量明显下降且吸入舒张剂后也恢复不佳，需要进一步排除有无其他引起限制性病变的可能，可考虑进行肺容量（包括残气量、肺总量）测定。另外，又因患者有明显的缺氧症状和“肺气肿“的征象，其肺部的气体交换能力可能受到累及。可进一步考虑给予弥散功能测定，以明确肺气肿的诊断。

（五）肺功能检查结果报告

1. 极重度混合性通气功能障碍。

2. 支气管舒张试验阴性。

综合以上分析，符合慢性阻塞性肺疾病的肺功能特点。建议进一步做肺残气量检查和弥散功能检查。

五、病例5　间质性肺疾病

（一）病史摘要

万××，女，52岁。活动后气促1年余。患者于1年前开始出现咳嗽、活动耐力下降，易有气促，无发热、畏寒。体检：听诊双肺底少许湿性啰音。

辅助检查：

（1）胸部CT：双肺间质性炎症。

（2）病理：①送检物镜下为少量肺组织间质纤维组织增生，肺泡间隔增宽，间质内散在炎性细胞浸润，部分肺泡腔内可见新生的成纤维细胞灶。考虑为结缔组织疾病所致肺间质性病变。②(下唇）送检少许涎腺组织，腺体间可见淋巴细胞及浆细胞浸润，腺体有萎缩，结合临床符合干燥综合征的涎腺组织改变。

临床诊断：干燥综合征所致肺间质性病变。

（二）肺功能检查结果

通气功能的测定结果见表 18-6，流量-容积曲线和时间-容积曲线见图 18-7。

表 18-6　基础通气功能检查结果

指　　标	预计值	实测值	占预计值百分率（%）
FVC（L）	2. 32	1. 18	51. 1
FEV_1（L）	1. 96	1. 08	55. 3
FEV_1/FVC（%）	79. 2	91. 5	—
$FEF_{25\%\sim75\%}$（L/s）	2. 84	1. 58	55. 5
$MEF_{25\%}$（L/s）	1. 31	0. 76	58. 4
$MEF_{50\%}$（L/s）	3. 33	1. 91	57. 2
PEF（L/s）	5. 29	4. 51	85. 2
$FET_{100\%}$（s）	—	2. 50	
Vext（ml）	<150	28	—

（三）肺功能检查结果分析

1. 通气功能检查　流量-容积曲线显示呼气高峰流量迅速出现，图形平滑，无咳嗽、漏气，时间-容积曲线见容积平台，呼气完全，符合质控标准。

流量-容积曲线呼气相降支无向横轴凹陷，但肺活量减少，

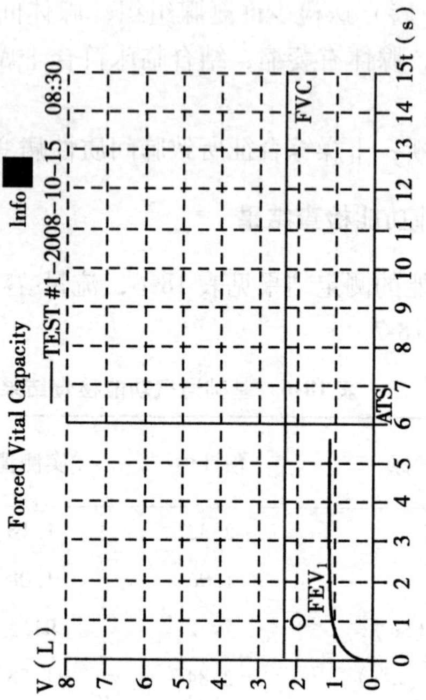

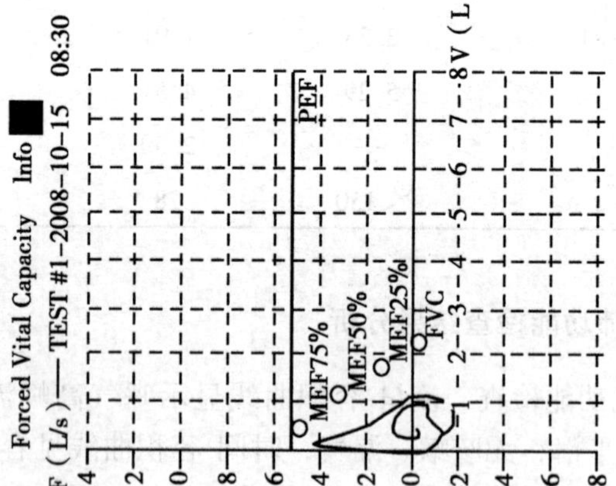

图18-7 流量-容积曲线和时间-容积曲线

FV 环变窄长，呈现限制性通气功能障碍的图形表现。数据显示：FVC 为 1.18L，占预计值 51.1%；FEV_1 为 1.08L，占预计值 55.3%；FEV_1/FVC 为 91.5%，比值增大，可见主要表现为容量限制，故诊断为中重度限制性通气功能障碍。

2. 残气和弥散功能检查　限于篇幅本文未作详细介绍，该患者弥散功能检查结果为中度下降，残气容积测定结果为肺总量及残气量均减少，但残总比正常。

(四) 肺功能检查结果提示

1. 中重度限制性通气功能障碍。
2. 弥散功能中度下降。
3. 肺总量及残气量减少，残总比正常。

综合以上分析，符合间质性肺疾病的肺功能特点。

六、病例 6　大气道病变

(一) 病史摘要

齐××，女，26 岁。反复咳嗽、咳痰 1 年，气喘、呼吸困难 1 个月。1 个月前患者出现咳嗽，有少许白色泡沫痰或黄白黏痰，伴有气喘、有喉鸣音、呼吸困难，但无夜间发作性呼吸困难。体检：有吸气性呼吸困难征象，三凹征（+），双肺听诊可闻双相干啰音。

辅助检查：

(1) 胸片显示：①右下肺渗出性病变似炎症；②右肺多发小结节影。

(2) CT 检查（外院）：“继发性肺结核、气管狭窄、双肺肺炎”。

（3）纤维支气管镜检查：①气管中段明显狭窄；②右主支气管及上叶支气管轻度狭窄。

（二）肺功能检查申请

由于该患者临床病史提供已有明确的上气道阻塞的征象，因此肺功能检查中应注意其阻塞的特征性改变，并协助判断阻塞所引起的病理生理改变中阻塞是否与呼吸时相有关，以吸气相阻塞还是呼气相阻塞为主。

（三）肺功能检查结果

通气功能的测定结果见表 18-7，流量-容积曲线和时间-容积曲线见图 18-8。

表 18-7　基础通气功能检查结果

指　　标	预计值	实测值	占预计值百分率（%）
FVC（L）	3.12	2.00	64.1
FEV_1（L）	2.71	0.79	29.2
FEV_1/FVC（%）	84.2	39.6	—
$FEF_{25\%\sim75\%}$（L/s）	3.92	0.59	15.0
$MEF_{25\%}$（L/s）	2.05	0.40	19.7
$MEF_{50\%}$（L/s）	4.21	0.60	14.2
PEF（L/s）	6.41	0.82	12.8
$FET_{100\%}$（s）	—	5.0	—
Vext（ml）	<150	74	—

（四）肺功能检查结果分析

通气功能检查中，FVC为2.00L，占预计值64.1%；FEV_1

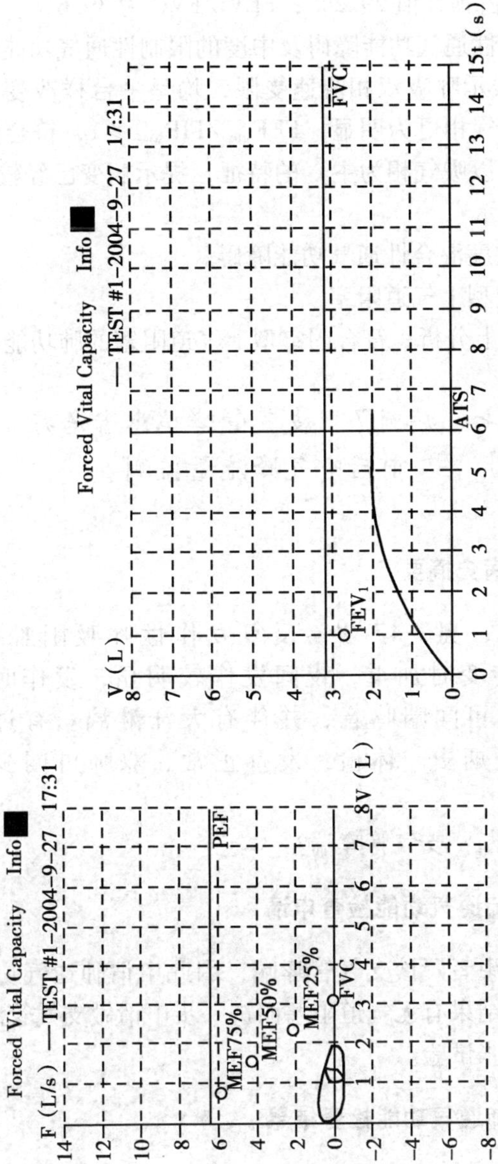

图18-8　基础通气功能流量-容积曲线和时间-容积曲线

为0.79L，占预计值29.2%；FEV_1/FVC 为39.6%，显示有极重度的阻塞性通气功能障碍及中度的限制性通气功能障碍；流量-容量曲线示呼吸双相流速受限，均呈平台样改变，但吸气相受限较呼气相更为明显，$FEF_{50\%}/FIF_{50\%}>1$，符合固定型上气道阻塞（以吸气相为主）的特征，提示病变已经较为固定。

结果提示：

1. 极重度混合性通气功能障碍。
2. 固定型上气道阻塞。

综合以上分析，符合固定型上气道阻塞的肺功能特点。

七、病例7　支气管哮喘患者治疗前后呼气峰流量监测

（一）病史摘要

谢××，男，47岁。反复发作性呼吸困难4年余，常因天气转变时加重，夜间发作较明显，发作时呼气困难、胸闷、可闻喘鸣音，并伴有大汗淋漓。有过敏性鼻炎史，无吸烟史。体检：发育正常、双肺可闻少许呼气相干啰音。

临床诊断：支气管哮喘?

（二）肺通气功能检查申请

由于该患者疑诊支气管哮喘，因此申请肺通气功能检查，并根据检查结果有无气道阻塞而进一步申请做支气管激发试验或支气管舒张试验。

（三）肺通气功能检查结果

通气功能检查结果见表18-8，其流量-容积曲线见图

18-9。结果显示呈中度阻塞性通气功能障碍。

表 18-8 基础通气功能检查结果

指 标	预计值	测试1值	测试2值	测试3值	最佳值	占预计值百分率(%)
FVC(L)	4.10	3.90	3.77	3.67	3.90	95.1
FEV_1(L)	3.35	2.32	2.27	2.18	2.32	69.4
FEV_1/FVC(%)	78.8	59.5	60.2	59.5	59.5	—
$FEF_{25\%\sim75\%}$(L/s)	3.81	1.22	1.18	1.15	1.22	32.0
$MEF_{50\%}$(L/s)	4.46	1.46	1.39	1.33	1.46	32.7
$MEF_{75\%}$(L/s)	7.15	2.33	2.79	2.43	2.33	32.6
PEF(L/s)	8.23	6.77	6.14	6.18	6.77	82.3
$PET_{100\%}$(s)	—	6.6	6.6	6.4	6.6	—
Vext(ml)	—	56	85	70	56	—

该患者可考虑进一步予支气管激发试验了解其气道高反应性的程度，或予支气管舒张试验以了解其气道可逆性的改变。本检查进行了支气管激发试验。结果显示累计吸入组胺剂量0.12μmol后，FEV_1 下降多于20%，组胺支气管激发试验阳性，呈重度气道反应性增高。

综合上述临床资料和肺功能检查，临床诊断为支气管哮喘。

（四）治疗随访思路

该患者为初诊患者，从未进行吸入激素抗感染规律治疗，治疗前为了更详细了解其肺功能变化情况，拟进行动态肺功能检测（动态肺量记录仪早、中、晚各一次肺功能检测，检测指标包括 FVC、FEV_1 和 PEF 等），并观察这些指标的变异率。出现症状时给予硫酸沙丁胺醇气雾剂对症治疗。

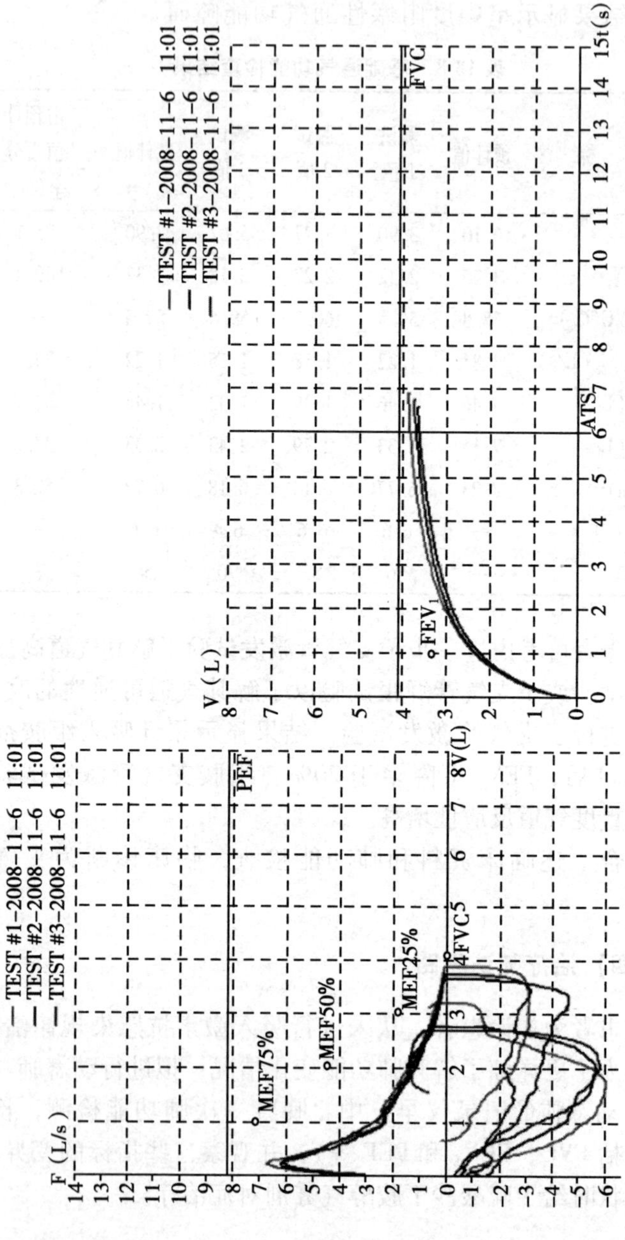

图18-9 流量-容积曲线及时间-容积曲线

（五）治疗前动态肺功能检测结果

动态肺功能监测结果：图 18-10 显示 2 周观察期内的 FVC、FEV_1 和 PEF 的变化趋势，其中 FEV_1 最大值为 2.54L、最小值为 1.67L，变异率为 41.3%；FVC 最大值为 3.9L，最小值为 3.03L，变异率为 25.1%；PEF，最高为 501L/min，最低为 304L/min，约 48% 的 PEF 值低于正常预计值 80%，其变异率（PEFR）为 48.9%，可见 PEF 变异率最大，但与 FEV_1 变异率相近，而 FVC 的变异率较小。PEF 变化趋势与 FEV_1、FVC 基本一致。故可以用 PEF 代替 FEV_1 来监测支气管哮喘病情严重程度和变化趋势，从而观察治疗效果。

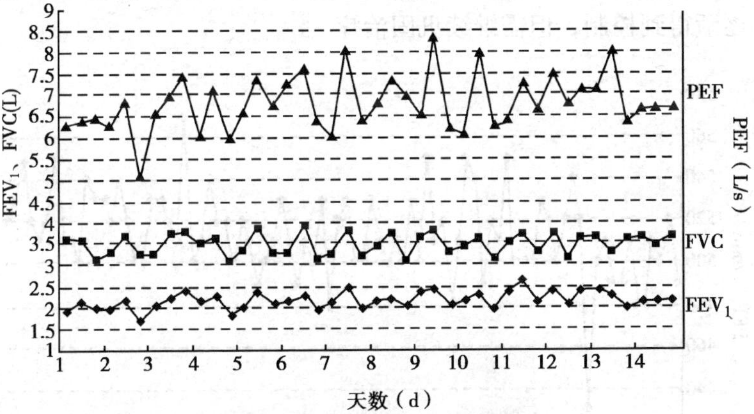

图 18-10　治疗前动态肺功能检测
FEV_1、FVC、PEF 变化曲线

（六）规律给予吸入糖皮质激素后的肺功能变化情况

由上述可知患者哮喘存在中度阻塞性通气功能障碍和气道反应性增高，哮喘未得到控制或近期不稳定，故给予联合吸入

糖皮质激素加长效 β_2 受体激动剂规律治疗，并进行 PEF 变化率监测。

治疗期间 PEF 总的变异率为 28%。其中，治疗后第 1 周，PEF 最高值为 550L/min，最低值为 430L/min，周变异率（PEFR）为 24.5%，变异率较治疗前减少，但仍大于 20%，且 PEF 已有显著增加，均大于正常预计值 80%，说明治疗有效，但仍未达到控制水平。

治疗后第 3 周，PEF 最高 570L/min，最低 510L/min，周变异率（PEFR）为 11.1%，变异率较前两周明显减少，PEF 均大于正常预计值 80%。从图 18-11 可见 3 周的曲线平稳且有逐渐上升的趋势，其中各时间点的分析，清晨及夜间的 PEF 值较中午和下午的为低，且变异率也较大，但治疗后期的变异率也在逐渐缩小（图 18-12）。从监测的结果看，患者的哮喘逐渐得到控制，但需继续巩固治疗。

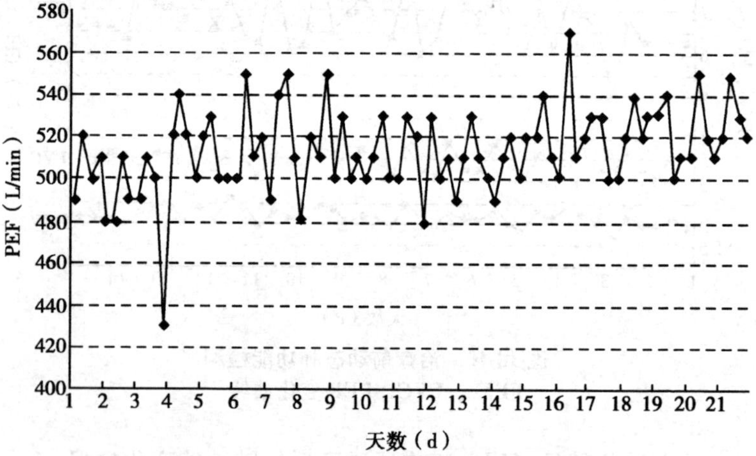

图 18-11　治疗三周 PEF 最佳值变化曲线

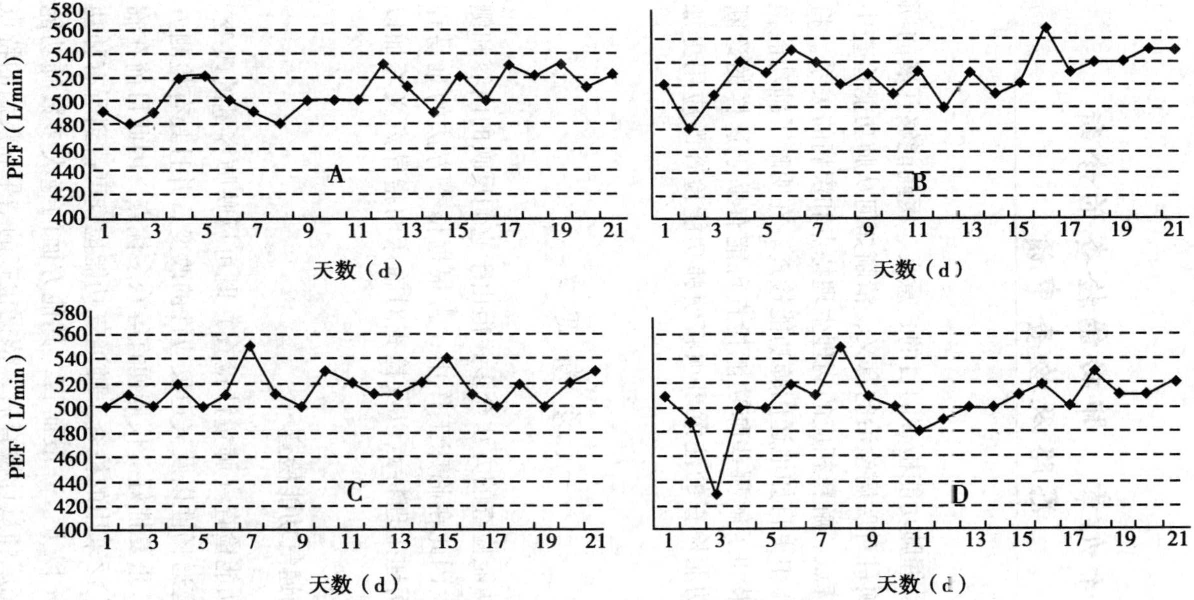

图18-12　治疗三周各时间段PEF最佳值变化曲线

注：检查时间每天4次(07:00；12:00；18:00；22:00；),图A为早上7点PEF最佳值变化曲线、图B为中午12点PEF最佳值变化曲线、图C为下午6点PEF最佳值变化曲线、图D为晚上10点PEF最佳值变化曲线

（颜文森）

第十九章　肺功能检查的诊断思路及检查申请

了解和掌握肺功能检查的目的、意义、医院能够开展的项目以及这些项目对疾病诊治的意义，清晰如何从肺功能检查中寻找疾病的特点、解释相应的病理生理特点和疾病的关系，将能在临床工作中更自如地运用肺功能检查。在明晰了肺功能检查可能的结果和了解哪些肺功能检查可能有助于这样的诊断后，了解肺功能检查的注意事项将使肺功能检查的应用更加准确。

一、诊 断 思 路

尽管肺功能检查的方法众多，但由于它们反映的内容和侧重点不一样，因此在临床工作中，常根据检查方法的难易程度、疾病的病理生理特点以及检查对临床的指导意义等加以选择。

（一）肺通气功能检查

肺通气功能检查（肺量计检查）既可反映肺容量的改变，也可反映气道通畅性以及气道反应性的改变，并且具有检测方法简单易行、重复性好、仪器便宜等众多优点，因此目前在临床上是最为广泛采用的检查。肺通气功能检查可占到所有肺功能检查的80%以上。一般而言，其他方面的绝大多数肺功能检查都是在完成肺量计检查后，依据检查的结果和疾病的特点再进一步地选择相应的肺功能检查。因此可以说，肺量计或肺通气功能检查是临床肺功能检查的基础，也是首要检查的方法。

（二）后续检查

进行肺通气功能检查，其检查结果可能有四种：①通气功能正常；②小气道病变；③阻塞性通气功能障碍；④限制性通气功能障碍。进一步的后续检查可依据通气功能检查的结果予以考虑。

1. 如果通气功能检查正常，一般情况下该受试者的肺功能是良好的，可大致判断其肺功能正常，无需进一步进行其他肺功能检查，但除外以下的情况：

（1）准备做胸外科手术者：可考虑加做最大分钟通气量或运动心肺功能检查，因这两者可反映受试者的通气代偿能力，对判断手术耐受力和术后并发症的发生有帮助。

（2）受试者有反复咳嗽、胸闷、喘息发作的病史：这些受试者可能合并有哮喘（包括咳嗽变异型哮喘）。他们往往受生物钟波动规律的影响而出现夜间发作和通气功能障碍，但在日间肺功能可表现正常。此外，这些受试者在受到外界因素的强烈刺激（如剧烈运动、吸入变应原、吸入冷空气等）时可诱发其气道痉挛，但如没有暴露于这些刺激因素时也可表现正常。因此通气功能正常并不代表其肺功能没有问题。对这些患者，可考虑给予支气管激发试验。如激发试验阳性，提示气道反应性增高，结合其临床病史，可考虑支气管哮喘的诊断。

（3）受试者有呼吸困难，特别是运动后呼吸困难的病史：由于通气功能检查是反映静态的肺功能状态，即使其基础通气功能正常，也不能反映运动过程中的呼吸功能障碍，因此需要了解运动中的呼吸功能改变，特别是患者伴有冠状动脉粥样硬化性心脏病、原发性高血压病、心律不齐等病史，此时更需要对呼吸困难是由于呼吸系统疾病还是心血管系统疾病所导致进行鉴别。运动心肺功能检查，通过运动-心-肺耦联，可以检测出运动中出现的呼吸困难是由于运动系统、呼吸系统或心血管系统的原因所导致。如检查结果发现呼吸反应异常，如呼吸储备下降、呼吸频率反应异常等，提示运动受限是由于呼吸系统疾病所致；如检查提示心血管系统反应异常，如氧脉下降、心律失常、无效腔通气增加等，提示运动受限是由于心血管系统疾病所致；如心、肺反应均在正常范围，则运动后呼吸困难的出现可能是心、肺以外因素所引起，如异常的呼吸调节（高通气综合征）、贫血、血液系统疾病等，需进一步进行相应的检查。

2. 如通气功能检查显示小气道病变，提示气道功能可能发生了早期的损害，出现呼气流量下降。呼吸气流除受到气道管径的影响外，还受到呼吸压力的影响，故气道阻力测定，同步检测呼气气流及与之相应的呼吸驱动压，可更敏感地反映气道的功能状态。如气道阻力增加，证实了气道功能受损，可考虑给予支气管舒张试验，进一步了解气道功能的可逆性和治疗的效果。

3. 如通气功能显示阻塞性通气功能障碍，首先需判断是大气道阻塞还是中、小气道阻塞。流量-容积曲线的特征性图形对判断大气道（上气道）阻塞有非常重要的指导价值。如是呼气相流量受限呈平台样改变，提示胸内型上气道阻塞；如是吸气相流量受限呈平台样改变，提示胸外型上气道阻塞，如有呼、吸双相流量受限，提示固定型上气道阻塞。如流量-容积曲线显示流量受限在用力呼气中、后期尤为明显，提示是中、小气道阻塞，此时如前述，可再进一步检查作气道阻力测定。同时，为了了解其气道阻塞是否可以得到改善，即了解其气道可逆性改变的情况，可申请做支气管舒张试验。如舒张试验阳性，特别是通气功能恢复正常，可考虑受试者患有哮喘。

慢性阻塞性肺疾病（COPD）也可有舒张试验阳性，但即使肺功能有所改善，仍不能恢复至正常，是 COPD 与哮喘的主要鉴别点之一。对于通气功能检查提示气道阻塞者，还可结合胸部 X 线检查，考虑进行肺容量检查，了解患者是否有肺过度充气。如肺容量检查显示残气量、功能残气量、肺总量增加，残气量和肺总量的比值增高，则提示有肺过度充气，此时需进行是否合并肺气肿的鉴别。弥散功能检查能了解肺泡气体的弥散能力，在肺泡结构受到破坏的肺气肿患者，其弥散功能降低，而仅有肺过度充气的患者弥散功能正常，可资鉴别。

4. 如通气功能显示 VC 或 FVC 下降，提示限制性通气功能障碍，此时需进一步做肺总量、残气量等容量检查，以确认肺容量确实受限。因为在肺过度充气时，主要表现为残气量的增加，可以使肺活量减少，但肺总量应没有减少，甚或会增加。因此肺总量的检查可排除假性限制性通气功能障碍。如确有肺过度充气的表现，可做支气管舒张试验，了解舒张剂吸入后肺过度充气是否可以恢复，进而做出是否为哮喘的诊断。

如确认是肺总量减少，限制性病变，则需进行弥散功能检查，了解限制肺容量扩张的病变是由于肺内因素（如肺纤维化、肺泡填塞如肺泡蛋白沉着症、毁损肺等）还是肺外因素（如胸廓畸形、胸膜增厚粘连等）所引起。如弥散功能是正常的，则可能是肺外因素，反之则可能是肺内因素。如有弥散功能下降，还需进一步考虑是由于弥散距离增加（如肺纤维化、肺水肿等致肺泡膜增厚、贫血等），还是由于弥散面积减少（如肺气肿）所导致。弥散量与肺泡通气量的比值改变对诊断有帮助。部分肺间质性病变的患者，其弥散功能的改变常较肺容量的变化更为敏感，甚至肺容量尚在正常范围时即出现弥散功能的障碍，弥散功能下降的幅度也较容量的改变更大，对有效治疗的反应也更敏感。

肺功能临床应用诊断思路见图 19-1，当然，除这些检查

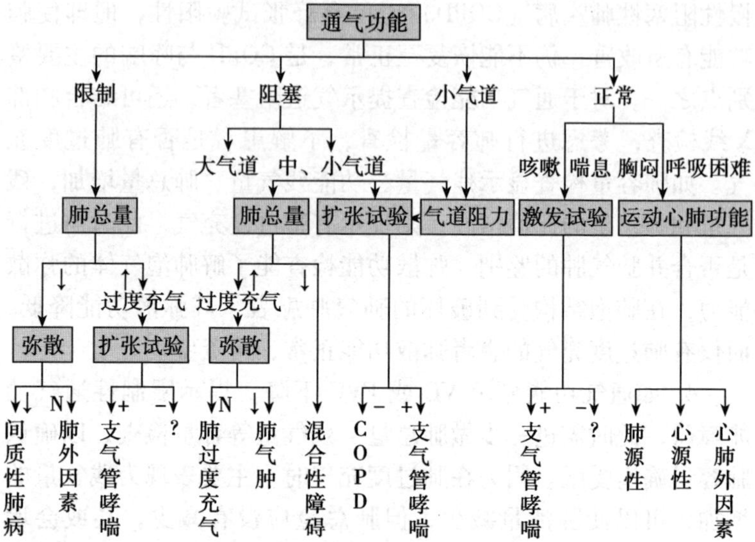

图 19-1　肺功能临床应用诊断思路图

外，其他肺功能检查方法对临床诊断也有帮助。必须强调的是，所有肺功能检查的评估，不能脱离临床资料单独评估，这也是肺功能评估中常常遇到的问题。密切结合临床病史、体征、其他检查结果以及对治疗的反应等，是正确评估肺功能的基础，只看肺功能检查结果就轻易做出判断常会导致误诊。

二、肺功能检查申请单的填写

（一）了解检查的意义和方法、明确检查的目的

申请肺功能检查时，应了解肺功能检查的意义和方法，并明确本次检查的目的。有些医师对需要检查的项目意义和目的不明确，在申请单上选择所有的检查项目，采用撒网式的检查，造成医疗资源的浪费，也增加了医疗费用的支出，并不

可取。

表 19-1 所列举的是部分肺功能检查的目的和检查方法。如对喘息患者，希望了解其气道阻塞的严重程度及阻塞的可逆性，可申请肺通气功能检查或支气管舒张试验。

表 19-1　肺功能检查的目的和检查方法举例

申请检查的目的	疾病举例	可用的检查方法
判断有无气流受限	支气管哮喘	肺通气功能检查
判断有无肺活量减少	肺间质性病变	肺通气功能检查
肺通气功能损害的程度	慢性阻塞性肺疾病	肺通气功能检查
呼吸困难是否因肺功能损害所致	气促查因	肺通气功能检查
上气道阻塞的部位	气管病变	肺通气功能检查
气道反应性有无增高	支气管哮喘	支气管激发试验
气道阻塞能否可逆	支气管哮喘	支气管舒张试验
气道阻塞有否时间节律变异	支气管哮喘	呼气峰流量变异率测定

另外，了解所在医院可以开展的检查项目并充分利用这些检查，将更有利于全面认识疾病的病理生理改变。如所在医院能够开展气道阻力测定，则对气道阻塞患者也可增加申请气道阻力检查，以进一步了解阻力增加的性质和程度。

（二）取得受试者的知情同意

检查申请前应向受试者介绍为何需要进行肺功能检查、检查中如何配合及相关的注意事项、可能出现的不适或不良反应，取得受试者的知情同意，以便更好地配合检查，避免可能出现的误解。知情同意书的模板可参考附录二。

（三）正确和完整填写肺功能检查申请单

提供有效和完整的临床资料，十分有助于肺功能检查结果的正确判断。有些临床医师只希望通过肺功能检查来了解呼吸生理的改变情况，但肺功能申请单却不提供任何信息，减弱了肺功能检查的诊断价值。

肺功能检查申请单应提供如下内容，模板可参阅附录三。

1. 一般资料　姓名、年龄（最好是出生日期，年龄可通过检查日期与出生日期的差值直接求出）、性别、身高、体重、联系电话、门诊（住院号）等。

2. 有关病史　现病史［有无咳嗽及时间长短、有无咳痰及痰液性状、有无呼吸困难（气促）及已患时间和气促程度、有无喘息等］、吸烟史、既往呼吸和心血管疾病的病史、过敏史、胸部手术病史、对拟进行胸部手术的患者还需提供手术的部位、术式等信息。

一般如有明确或可疑呼吸道传染性疾病（如肺结核、流感、肺炎、SARS）或免疫力低下的患者可暂缓做肺功能检查。如检查为必需，则需在申请单上注明。临床诊断为肺结核的患者还需提供痰菌检查的结果，以便检查室能更好地进行交叉感染的防控。

3. 胸片或其他相关检查结果　提供最近的其他检查结果有助于肺功能准确的分析。如肺功能检查显示限制性通气功能障碍，但 X 线检查未见肺不张等引起肺活量减少的病变，可提示是单侧主支气管的不完全阻塞（但接近完全阻塞）。这些结果的综合分析更有利于正确的诊断。

4. 既往的肺功能检查结果　既往是否曾做肺功能检查，结果如何？如曾在申请单位检查，最好能提供检查日期或肺功能检查号，以便肺功能室进行检查结果的前后对照分析。

5. 目前的临床诊断　即使诊断未能明确者也需尽量提供

可能的临床诊断。

6. 近期药物使用情况　如支气管舒张剂、抗过敏药物等。如有使用，需详细了解药品名称（或化学名称）、最后一次使用的时间。

7. 申请肺功能检查的项目　根据患者的病情需要填写申请。

8. 签署申请医师的名字和申请日期　这有助于肺功能检查人员在发现检查结果异常后能及时和申请医师联系沟通。

（郑劲平）

第二十章 肺功能检查的临床应用和科研意义

肺功能检查作为客观的检查指标，通过不同的检查方法，从不同的侧面全方位地分析相应的呼吸生理和病理改变，更是呼吸疾病诊治应用和科学研究中必不可少的技术和方法。

一、对肺、气道疾病的早期诊断

人体的呼吸功能有巨大的代偿能力，在疾病的早期由于机体的代偿作用，往往没有临床显著的不适。同时，大多数的疾病其发展是缓慢进行的，人体能够逐渐对其适应，也因而不易引起患者的重视。

例如很多吸烟患者可能有数年、数十年甚至更长的慢性咳嗽、咳痰的症状，虽然他们会认识到这是吸烟引起的症状，但由于还没有影响到他的生活质量，因而常常得不到重视。引起患者对呼吸道疾病最大关注的临床症状主要是气促或称呼吸困难。但是呼吸困难大多数是在呼吸功能损害到一定程度后才出现的。

如图 20-1 所示，肺功能损害早期，以气促指数为参数的呼吸困难评分并没有明显增加，但随着肺功能损害程度的日益加重，当损害达到一定的阈值时，患者才会感觉到呼吸困难。而这时肺功能的损害已经是旷日持久了，大部分患者的肺功能可能已经减损了 30% ~50% 或更多。更为重要的是，一旦患者出现呼吸困难后，肺功能只要轻微的继续下降，就会导致非常明显的气促加重，如图 20-1 示气促程度呈指数型上升。肺功能损害越重，则其呼吸困难越重、生活质量也越差，其恢复的可能性就越小。因此，应在疾病的早期，即在肺功能损害的早期，出现呼吸困难等症状以前及时地发现和治疗，预防疾病的不可逆进展。

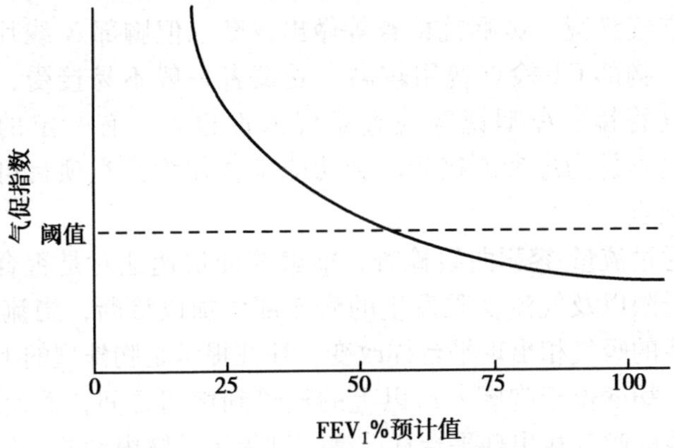

图 20-1　肺功能损害与呼吸困难的关系图

又如支气管哮喘（包括咳嗽变异型哮喘），在疾病的早期，其喘息症状常常不甚明显，有些患者可能只是反复地出现咳嗽，或有咳痰、胸闷。临床上这些患者也常常被误诊为支气管炎。但如及时地对这些患者进行支气管激发试验，了解其气道对刺激的反应性，如气道反应性明显增高，这对支气管哮喘的诊断可能有决定性的意义。我国支气管哮喘防治指南中也特别指出对临床症状不典型的哮喘患者，可通过支气管激发试验进行鉴别。

俗话说，“病从浅中医”、“小洞不补，大洞难缝”。我们应该积极地倡导对呼吸系统疾病的早期诊断和早期治疗，而肺功能检查就是早期诊断的最重要的检查方法之一。

二、诊断病变部位

临床上对有咳嗽、气短、呼吸困难的患者，常常轻易地做出气管炎、哮喘等疾病的诊断，但实际病情却并不一定如此。确切的呼吸道病变部位可通过胸部X线片、胸部CT、纤维支气管镜、鼻咽镜检查等做出诊断，但胸部X线片敏感性差、胸部CT检查费用较高，受试者一般不易接受，而纤维支气管镜、鼻咽镜等检查是侵入性检查，有一定的创伤性，也不易为患者所接受。肺功能检查作为筛查项目可弥补这些缺点。

通过流量-容积曲线检查，能够简便快速地对是否合并有气流受限以及气流受限发生的病变部位加以诊断，当流量-容积曲线的吸气相出现平台样改变，往往提示是胸外型的上气道阻塞，病变位于胸廓入口以上的气道到声门之间；而流量-容积曲线的呼气相出现平台样改变，则提示是胸内型的上气道阻塞，病变位于胸廓入口以下的气道至气管隆嵴之间；流量-容积曲线显示吸气相和呼气相的后期均出现流量受限，呈双蝶型改变，则提示病变位于单侧主支气管，并导致该主支气管的不完全阻塞（阻塞程度已经超过该主支气管横截面的1/2）。流量-容积曲线呈呼气相高位小平台样改变，但通气功能正常，则提示病变部位可能在上呼吸道（主要是指鼻咽部）。我们在临床上经肺功能检查已多次发现和纠正临床误诊、漏诊，当然，在肺功能检查提示有气道阻塞后，需要进一步的检查以明确诊断。

三、鉴别呼吸困难的原因

呼吸困难是一种症状，常常是胸肺疾病患者的一个主诉。

但是引起呼吸困难的疾病却有很多。呼吸系统疾病当然是引起呼吸困难的主要疾病，但除此之外，心血管系统疾病、血液系统疾病、药物中毒以及精神情感性异常都会导致呼吸困难的出现，特别是后者近年的发病率在不断增加，其鉴别必须排除患有呼吸功能障碍的疾病。因此，肺功能检查是鉴定呼吸困难是否因呼吸系统疾病所导致的重要检查方法。运动心肺功能检查则对鉴别可能同时合并有心血管疾病和呼吸系统疾病的患者，其呼吸困难的主因是由哪个系统的疾病所引起有所帮助。心血管疾病主要表现为心血管反应异常，而呼吸反应异常则是呼吸系统疾病的主要表现。

四、评估疾病的病情严重程度及预后

肺功能检查除对呼吸系统疾病的功能状况进行定性分析（如阻塞性通气功能障碍、限制性通气功能障碍、弥散功能障碍等）外，尚可对疾病损害的程度进行判断。美国胸腔协会（ATS）和欧洲呼吸学会（ERS）在2005年的肺功能联合指南中将肺通气功能的损害依第1秒用力呼气容积（FEV_1）分为正常、轻度、中度、中重度、重度和极重度六个等级。全球慢性阻塞性肺疾病防治创议（GOLD）2006将COPD分为轻、中、重和极重度四级，其主要依据也是肺通气功能的损害程度。

肺功能的损害程度与疾病的严重程度有明确的相关性，并且肺功能的追踪也能反映疾病的严重程度。通气功能的监测对追踪随访疾病的发展或转归有很大的帮助，特别是呼气峰流量（PEF）的监测对实时监控患者的状况，了解疾病的变化规律有重要的指导价值。

五、评定药物或其他治疗方法的疗效

呼吸系统疾病的治疗效果,通过症状的减少、气促的改善、咳嗽的减轻、喘息的缓解等,可以做出评估。但这些指标有些是主观感觉、有些是定性指标,难以量化,因此,寻找一些更加客观公正而准确的方法来评估治疗的效果,进而指导下一步的治疗尤为重要。肺功能检查就是一项客观、准确并可量化的评估方法。

如支气管舒张剂有 β_2 受体激动剂、M 受体拮抗剂、茶碱类等多种药物。以哪种药物的支气管扩张效能为最强?一项研究采用随机交叉试验方式,以肺功能的改善为主要研究指标,比较了上述 3 种药物不同顺序叠加的支气管舒张效果,结果显示 β 受体激动剂的支气管舒张效果最强,M 受体拮抗剂的作用次之,而茶碱的支气管舒张作用最弱。因此,通过肺功能检查,可更好地对患者的治疗加以正确的指导。

又如部分间质性肺疾病对大剂量糖皮质激素治疗的反应相当好,但另一部分却几乎没有作用。另一方面,大剂量糖皮质激素的应用也可能带来许多不良反应,有些甚至是非常严重的。因此,如何判断是否应该使用糖皮质激素治疗?肺功能检查通过了解治疗前后肺容量的改变,特别是肺弥散功能的改变,能够敏感地反映治疗对肺间质炎症的抑制作用和治疗效果,可以起到很好的指导治疗的作用。

目前开展的许多评估哮喘、慢性阻塞性肺疾病、间质性病变等的临床试验,肺功能检查往往作为主要研究指标或重要指标加以考察。戒烟对呼吸系统疾病的发生发展是否有防治作用?通过肺功能检查也可给出明确的答案。慢性阻塞性肺疾病全球防治指南(GOLD)中提到,戒烟能减少 COPD 患者的肺功能的年递减率,进而延缓呼吸困难等症状的发生,减少并发症,降低死亡率(图 20-2)。

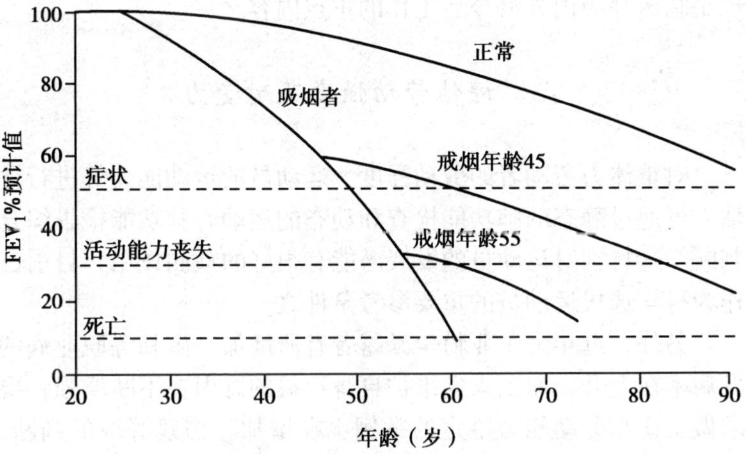

图 20-2　肺功能随年龄的改变及吸烟、戒烟对肺功能的影响

六、评估肺功能对胸腹部手术的耐受力

临床上，我们常常遇到一些难题困扰，如原有明显呼吸困难的 COPD 患者不幸又患上了肺部肿瘤，通过外科手术把肿瘤切除是目前治疗的首要方法，但在原来呼吸困难较为明显的情况下，他能耐受肺叶切除手术吗？能够回答这样问题的，只有通过肺功能检查，了解其肺功能的基础情况和代偿能力后，才能对其对手术的耐受力和可能出现的术后并发症进行比较准确的评估。因此，肺功能检查目前已作为胸肺外科手术术前的必要检查项目，也是其他一些大型手术（如肾移植）等准入项目的必要检查。

术前肺功能检查对决定手术方式、手术切除范围、麻醉措施，提高术后生存质量及减少术后胸肺并发症和死亡率均有不可替代的重要作用，是判断手术可行性和决定手术范围的主要依据。选取灵敏度及特异度都高的肺功能检查指标进行综合评估，将有利于国内外医学界胸、腹部外科手术的进一步发展，也是临床呼吸内外科今后工作的重点内容之一。

七、评估劳动强度及耐受力

对重体力劳动者的劳动强度、运动员的运动能力等进行评估，可通过静态的肺功能检查和动态的运动心肺功能检查综合判断。这特别对运动员的发展潜能有很好的预测作用，目前已作为科学选拔运动员的重要参考条件之一。

另外，近年来工业粉尘暴露者有所增加，矽肺等职业病的发病率在上升，而工人们维护自身权益的意识在不断增强，要求做工伤和劳动能力鉴定的案例也在增加。伤残等级的判断，其中重要的标准之一就是肺功能的损害程度，甚至可以说肺功能对职业性肺病的鉴定有举足轻重的作用。

八、对危重患者的监护

危重患者的监护包括许多方面，如心血管监护、血流动力学监护、肝功能的监护、肾功能的监护等，呼吸监护也是不可或缺的监护内容，甚或是呼吸系统疾病监护的主要内容。

呼吸监护包括呼吸频率、呼吸方式、呼吸节律、呼吸气量、呼吸阻力、胸肺顺应性、呼吸功、呼吸肌电、呼吸机送气压力、血气分析及气体交换能力等诸多内容。通过对这些肺功能参数的监测，可及时和准确地反映患者的呼吸功能状况，进而指导临床治疗方案的设定和调整，以及人工通气的建立或撤离等。

综上所述，肺功能检查在临床上的应用是多方面、多层次的。在呼吸系统疾病的诊断、分级和治疗及科学研究中有十分重要的意义。

（郑劲平）

第二十一章　肺功能检查的培训

自便携式肺功能仪器逐渐推广应用以来，肺功能检查质量也成为备受关注的问题之一。澳新呼吸学会（Australian and New Zealand Society of Respiratory Science，ANZSRS）调查发现，如果操作人员单纯通过肺功能仪器使用手册自学，仅有 3.4% 符合可接受的肺功能检查质量标准；如果操作人员接受过简单的培训，也只有 13.5% 获得满意的可接受和可重复的肺功能检查结果。这说明简单的培训优于不培训，但培训仍远远不够。

肺功能检查专业技术培训及继续教育与肺功能检查的质量密切相关，规范的专业培训会造就高质量的肺功能检查结果，否则，缺乏培训则会导致低质量的肺功能检查结果。一旦肺功能检查质量不佳，就会影响检查结果的可靠性，从而导致对疾病的误诊、漏诊，妨碍肺功能对呼吸疾病的诊治和临床评估作用。因此，许多学者强调，进行肺功能检查操作及报告分析的技术员、全科医师和护士，均应接受肺功能检测技术的强化培训。

一、培训目标

经过肺功能检查的严格培训，期望可以达到以下目标：

1. 掌握肺功能检查的适应证和禁忌证。
2. 能够完成高质量的肺功能测定。
3. 能够识别低质量的肺功能测定。
4. 能够结合呼吸生理和病史来解释肺功能检查结果。
5. 能够把肺功能检查作为疾病诊断和管理的辅助工具。
6. 能够把肺功能检查应用到常规临床实践当中。

7. 能够把肺功能检查数据应用于患者的健康教育。

8. 掌握质量控制的程序。

9. 尽量减少肺功能检查交叉感染的危险。

二、培 训 内 容

只有达到肺功能检查质量控制标准，才能获得临床有用的检查结果。因此，肺功能检查操作人员必须学会肺功能检查的质量控制。为此，除了基础理论知识的学习以外，还必须进行实际操作技术的培训。

（一）基础理论知识的学习（表21-1）

1. 基础知识　主要包括呼吸解剖、呼吸生理、常见呼吸系统疾病的病理生理等知识。肺的结构与其功能密切相关。肺功能检查是运用呼吸生理知识和现代检查技术来了解和探索人体呼吸系统功能状态的检查，检查的项目和指标与人体的呼吸解剖息息相关。如肺通气功能与气道的通畅性及呼吸肌肉的力量有密切关系，肺容量的大小取决于肺泡容积的大小和胸廓的完整性，呼吸动力学受呼吸肌肉力量和气道阻力等的影响，而气体交换功能的好坏则与肺泡膜是否增厚或膜面积减少及肺循环血液是否正常有关。因此，如果要掌握肺功能检查，首先要熟悉呼吸系统的解剖和生理知识，并将其与常见呼吸系统疾病的病理生理知识相结合。

2. 相关知识　主要包括肺功能研究概况与进展、肺功能仪器测定原理及技术要求、肺功能室的建立与管理、肺功能正常值的选取与影响因素等。

肺功能检查的发展，是肺功能指标、检查技术与方法的不断创新和完善的过程，是临床应用经验不断累积的结果，了解肺功能检查的发展史和最新进展，对今后肺功能检查发展的动向将有更好的把握，有助于使肺功能检查更好地为临床疾病的诊疗和研究服务。

表 21-1 培训内容（基础理论知识）

	基础理论知识
基础知识	呼吸解剖
	呼吸生理
	常见呼吸系统疾病的病理生理（哮喘、COPD、间质性肺疾病）
相关知识	肺功能研究概况与进展
	肺功能仪器测定原理及技术指标
	肺功能室的建立与管理
	肺功能正常值的选取与影响因素
重点知识	肺功能检查技术
	肺功能检查的临床应用
	常见呼吸系统疾病的肺功能特征

肺功能仪器是肺功能检查的工具，了解其构成、工作原理及仪器的技术要求是十分必要的，有利于正确使用仪器、充分利用其功能、及时发现和排除其技术故障。

了解肺功能室的设置与管理规范是对肺功能室工作人员的基本要求。肺功能各项指标的正常参考值是评价肺功能的参考依据，了解其影响因素及选取准确的正常值是正确判断肺功能检查结果的前提。

3. 重点知识　主要包括肺功能检查技术、肺功能检查的临床应用、常见呼吸系统疾病的肺功能特征等。肺功能检查技术包含检查前仪器准备、药物准备、患者准备、测试程序与方法、常用肺功能指标的定义与计算方法、测试的可接受性、可重复性与质量控制、测定标准及结果判断与解释等。肺功能检查的临床应用包含检查的适应证、禁忌证、临床意义等。常见呼吸系统疾病的肺功能特征主要是哮喘、COPD、间质性肺疾病等常见呼吸系统疾病的特征性肺功能表现。

（二）实际操作技术的培训（表 21-2）

1. 检查前准备工作　包括环境参数的设置、检测仪器的标化与校准、激发药物的配制等。因为气体容积受室温、室压、湿度等因素的影响，所以每次开肺功能仪器均需对这些因素校正，通常采用 BTPS（体温、环境大气压、水蒸气饱和状态）。如果忽略这些校正，可使检查结果发生误差。因此，肺功能技术人员必须掌握仪器校准的方法。

表 21-2　培训内容（实际操作技术）

	实际操作技术
检查前准备工作	环境参数的设置
	检测仪器的标化与校准
	激发药物的配制
检查方法及技巧	常用肺功能仪器的操作
	对受试者的指导技巧
	流量容积环检测
	检测质量控制
	气雾吸入动作的训练
	检查结果的分析与报告签发
交叉感染的防控	仪器配件的拆卸及安装
	消毒液的配制
	仪器配件及物品的清洁与消毒
	实验室内空气消毒
突发状况的处理	肺功能检查危急症的处理
	常见仪器故障的检查和排除

2. 检查方法及技巧　检查方法及技巧需要培训者进行示范，学习者进行仔细观察，然后培训者再对学习者进行手把手的操作实践教学。内容包括常用肺功能仪器的操作、对受试者的指导技巧、流量容积环检测、检测质量控制、气雾吸入动作的训练、检查结果的分析与报告签发等。

3. 交叉感染的防控　肺功能检查存在交叉感染的危险性，肺功能专业技术人员应掌握交叉感染的预防与控制措施，包括仪器配件的拆卸及安装、消毒液的配制、仪器配件及物品的清洁与消毒、实验室内空气消毒等。

4. 突发状况的处理　肺功能检查中可能会出现一些突发状况，肺功能专业技术人员应能及时应变处理，包括肺功能检查危急症的处理、常见仪器故障的检查和排除等。

三、培训形式与时间

肺功能检查的培训形式有很多种，主要包括专题学习班、专项技术进修培训和网络课程等。

（一）专题学习班

主要是肺功能检查理论知识的系统学习。如广州呼吸疾病研究所主办的国家级医学继续教育的肺功能检查技术专题学习班，培训时间为5～7天。通过参加专题学习班，可提高肺功能检查的理论基础，了解国内外的最新检查标准或指南，促进肺功能检查在临床中的推广应用。

（二）专项技术进修培训

主要是实际操作技术的培训。可选择到历史悠久、经验丰富、技术先进、操作规范、国内知名的肺功能实验室进修培训。笔者建议，培训时间一般不宜过短，大约1～3个月，如果原来已经开展肺功能检查，进修培训是为了提高检查技术和质量的，可适当缩短时间为2～4周。应结合自身业务特点考虑，例如检查对象主要是哮喘患者，应着重于肺通气功能测定、支气管激发试验和舒张试验等操作步骤、方法与结果分析的培训，大约需要1个月的时间，否则未能完全达到严格的检查质量控制水平、掌握激发药物的吸入技巧等，将会引起吸入激发药物的剂量不准确、检查结果出现假阴性等情况，影响肺功能检查结果的可靠性，误导临床诊治。

另外，肺功能室人员各有职责，因此根据培训对象的不同，培训的时间和侧重点也有所差异。如果是肺功能室技术员或护士，应着重肺功能检查操作技术、各种仪器设备的清洁保养和保管登记、肺功能结果的打印、整理与归档等方面的培训，如果是肺功能室医师，除了基本原理和方法以外，应着重肺功能检查的结果分析及其临床应用、突发医疗事件的处理等方面的培训。

（三）网络课程

主要用于自学。通过丰富多彩的图片、声频和形象生动的动画、视频等，以图文并茂、视听结合的多媒体形式来展示肺功能培训内容，使抽象复杂的肺功能检查方法具体化，让人易于理解。此外，还可通过网上专家答疑、病例分析讨论等网上互动教学形式，增强培训效果。可参阅我们主办的广东省现代教育技术项目“肺功能专题学习网站 http://153.daifumd.com”。

四、培训的考核

肺功能培训的考核应该包括书面测试（笔试）和实际操作测试（操作试）两个方面。笔试主要是对肺功能检查理论知识的考核，可通过选择题、问答题和实例分析题等进行考核。操作试是对肺功能检查操作技术的考核，内容可参见表21-3。

表 21-3　肺功能检查培训操作考核

姓名:________　单位:____________　考号:____________

考核项目	考核内容	评分要点	得分		
			错误	了解	掌握
1. 实验室与仪器设置	1-1 肺功能仪器配件的安装与拆卸	主要是流量传感器	□	□	□
	1-2 肺功能检查计算机软件的运用	菜单、选项、快捷键等	□	□	□
	1-3 环境参数的测量	室温、室压、湿度、海拔高度等	□	□	□
	1-4 定标器的操作	推拉动作均匀、连续；多种流量定标	□	□	□
	1-5 定标结果的分析	误差≤3%	□	□	□
	1-6 定标校准	对定标结果进行校准	□	□	□
	1-7 仪器清洁	传感器禁忌刷洗	□	□	□
	1-8 仪器消毒	消毒剂的选择、配制，消毒与漂洗的时间	□	□	□
	1-9 仪器干燥	自然风干	□	□	□
	1-10 室内空气消毒	紫外线灯、空气过滤器	□	□	□

续表

考核项目	考核内容	评分要点	得分		
			错误	了解	掌握
2. 试验前准备	2-1 测量受试者的身高	去鞋、立正、并腿、双目平视	□	□	□
	2-2 测量受试者的体重	去鞋、轻衣	□	□	□
	2-3 录入受试者信息	正确录入受试者姓名、性别、出生日期、身高、体重、种族	□	□	□
	2-4 给患者解释检查动作	表达清楚	□	□	□
	2-5 给患者示范检查动作	示范正确	□	□	□
	2-6 患者体位准备	坐直，挺胸，不靠背，双腿着地，平视或稍微上仰	□	□	□
3. 用力肺活量检查	3-1 指引患者深吸气至完全	容积-时间曲线显示吸气平台	□	□	□
	3-1 指引患者快速暴发力呼气	测试起始标准（流量-容积曲线显示呼气尖峰出现，外推容积小于150ml 或 5% FVC）	□	□	□
	3-2 指引患者均匀呼气	呼气中期标准（流量-容积曲线平滑，无咳嗽、停顿、中断）	□	□	□

续表

考核项目	考核内容	评分要点	得分		
			错误	了解	掌握
	3-3 指引患者持续呼气至完全	测试结束标准(容积-时间曲线显示呼气平台出现,容量变化<30ml/s)	□	□	□
	3-4 判断测试的可接受性	达到测试起始、中期和结束标准	□	□	□
	3-5 判断测试的可重复性	检查次数不少于 3 次,最佳 2 次,FVC 及 FEV_1 的变异 < 5% 或 <200ml	□	□	□
	3-5 选择最佳测试	最佳曲线,FVC + FEV_1 值最大	□	□	□
	3-6 结果分析	判断类型、严重程度分级	□	□	□
	3-7 打印检查报告	报告格式的设计	□	□	□
4. 支气管激发试验	4-1 影响药物和因素	常用药物、停用时间	□	□	□
	4-2 激发药物的配制与保存	低温(4℃)、避光保存,使用前解冻 30 分钟	□	□	□
	4-3 给药动作及技巧	与受试者吸气动作的配合	□	□	□
	4-4 激发程序	激发药物浓度或剂量的倍增常规程序及简化程序	□	□	□

续表

考核项目	考核内容	评分要点	得分		
			错误	了解	掌握
	4-5 计算 FEV_1 下降率	计算公式	□	□	□
	4-6 阳性判断标准	FEV_1 较基础值下降≥20%	□	□	□
	4-7 临床应用	询问病史，判断适应证，排除禁忌证，评估试验的临床意义	□	□	□
	4-8 支气管激发试验阳性的处理	吸入速效支气管舒张剂	□	□	□
5. 支气管舒张试验	5-1 影响药物和因素	常用药物、停用时间	□	□	□
	5-2 舒张药物的选择	药效达峰时间	□	□	□
	5-3 给药动作及技巧	储雾罐的使用方法	□	□	□
	5-4 计算 FEV_1 上升率	计算公式	□	□	□
	5-5 阳性判断标准	FEV_1 较基础值上升 12%，且绝对值增加 200ml	□	□	□
	5-6 临床应用	询问病史，判断适应证，排除禁忌证，评估试验的临床意义	□	□	□

监考员：__________ 日期：__________

五、资 质 认 证

多个国家已开展国家级的肺功能检查培训课程，完成课程并通过考核后，可取得相应的资格证书，如美国国家职业安全与健康机构（National Institute for Occupational Safety and Health，NIOSH）、澳新呼吸学会、英国呼吸技术与生理学会、英国胸科协会（Association for Respiratory Technology & Physiology/British Thoracic Society，ARTP/BTS）等。

在我国，虽已开展了一些肺功能医学继续教育培训课程，但目前尚缺乏肺功能专业技术人员的管理规范和资格认证程序，且未建立相关的肺功能实验室人员准入制度，有待今后完善。

（高　怡）

第二十二章　选购肺功能仪器的注意事项

随着科技的进步和检查技术的发展，肺功能检查仪器也不断推陈出新。各肺功能仪器生产厂商根据各自的技术特点和客户使用的要求，开发了具有不同特点的肺功能检查仪器。有些仪器有最先进的检查模式，有些则以稳定可靠见长，也有些操作界面简单易行、容易掌握，各有千秋。那么，应该如何选购肺功能仪器呢？

一、选购肺功能仪器的主要考虑因素

（一）肺功能检查的临床应用需求

选购肺功能仪时，从临床应用的角度考虑，需了解检查的目的、适用对象、主要针对的疾病种类等因素（表22-1）。

表22-1　选购肺功能仪器时临床应用方面需要考虑的因素

考虑因素	实际情况	建　议
检查目的	疾病诊断与鉴别诊断 临床疗效评估	台式肺功能仪或大型肺功能仪
	社区医师办公室检查 健康体检 科研课题	便携式肺功能仪或台式肺功能仪

续表

考虑因素	实际情况	建　议
	流行病学调查 职业病筛查 病房床边检查 家庭医师护理检测 患者家庭自测	便携式肺功能仪
检查对象	婴幼儿	胸腹腔挤压、潮式呼吸、阻断法等技术的仪器
	学龄前儿童	带有儿童趣味引导动画的肺功能仪器 可测定 $FEV_{0.5}$ 和 $FEV_{0.75}$ 的肺功能仪器
	年长儿和成人	普通的肺量计
检查疾病	哮喘、慢性咳嗽	具有通气、激发和舒张试验检测功能的仪器；有条件的可升级弥散、肺容积和气道阻力测定功能
	慢性阻塞性肺疾病	具有通气和舒张试验检测功能的仪器；有条件的可升级弥散、肺容积和气道阻力测定功能
	间质性肺疾病	具有通气、弥散检测功能的仪器；有条件的可升级肺容积测定功能
	手术前评估	具有通气检测功能的仪器；有条件可升级运动心肺试验功能

1. 检查的目的是什么　选购肺功能仪器，首先考虑的是肺功能检查的目的是什么？主要用于疾病诊断、疗效评估，或是用于健康体检、职业病鉴定，还是流行病学调查、科学研究

的呢？根据不同的目的，可分别选用体积大小和功能不同的仪器。

肺功能仪器根据其体积大小的不同可分为便携式、台式和大型肺功能仪器三大类型。

（1）便携式肺功能仪：便携式肺功能仪体积轻巧，无需连接电脑，带有内置电池，携带方便，可把仪器带到社区、学校、工厂等地进行流行病学调查、健康体检、职业病筛查，或是病房床边检查、社区医师办公室检查、家庭医师护理检测、患者家庭自测等，能够完成用力肺活量和呼气峰流量的测定，通过快速检查，达到疾病初筛的目的。对于筛查出来肺功能异常的人群，可另安排至上级医院完善检查，明确诊断。大部分便携式肺功能仪器（图 22-1A）可以通过数据传输线把测定数据导出至普通电脑，再打印检测报告。部分便携式肺功能仪器（图 22-1B）自带打印功能，可以直接打印检测报告。

（2）台式肺功能仪：台式肺功能仪由肺量计、台式电脑（也可接手提电脑）以及打印机通过数据传输线连接而组成。

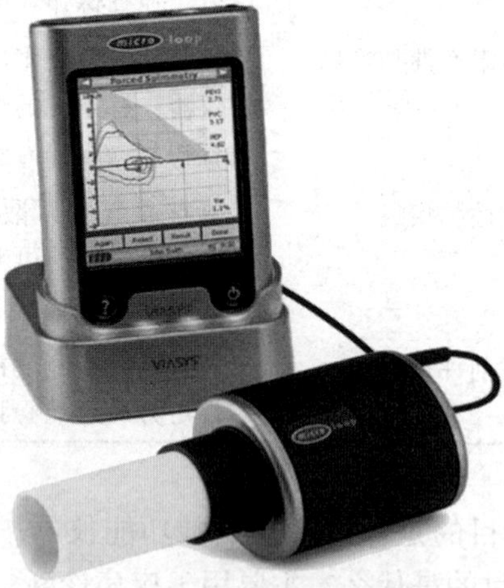

图 22-1A　不带打印功能便携式肺功能仪器

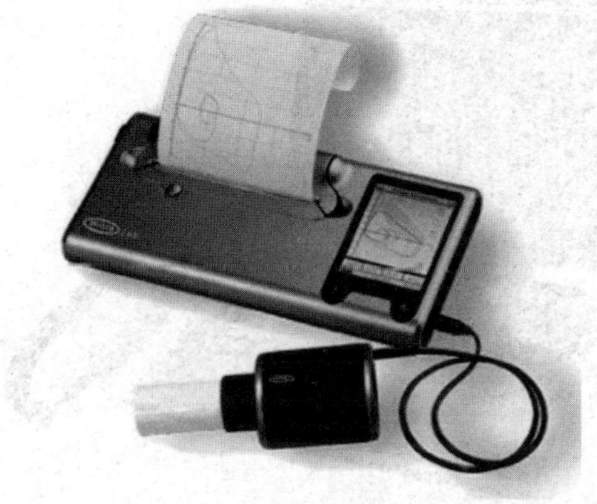

图 22-1B　带打印功能便携式肺功能仪器

现代肺量计一般都配备 USB（或 RS-232）接口，只需要简单地在任何台式电脑（图 22-2A）或手提电脑（图 22-2B）上安装肺功能适配软件，然后通过 USB（或 COM）接口把肺量计和电脑通过数据线连接，就能把普通的电脑变成一台肺功能

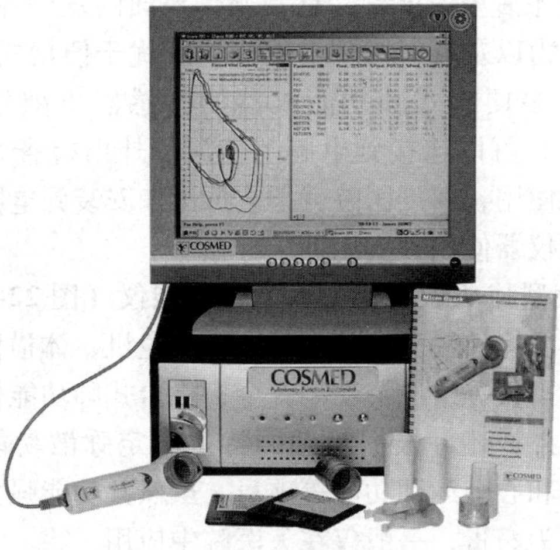

图 22-2A　连接到台式电脑肺功能仪器

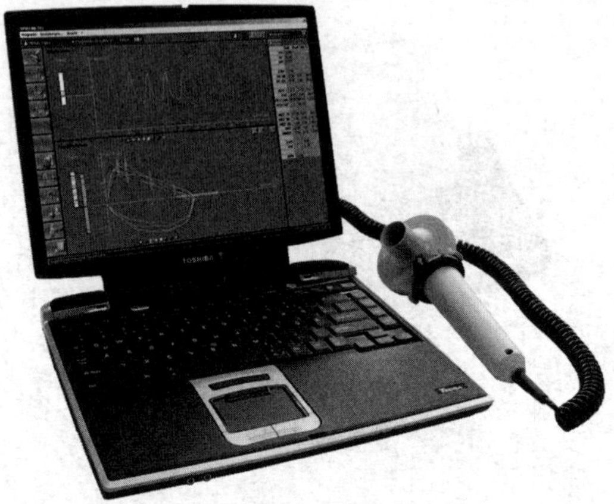

图 22-2B 连接到手提电脑肺功能仪器

仪。台式肺功能仪器在功能全面的肺功能测试软件上进行操作，界面清晰，图形更加直观，指标更为丰富，能够完成用力肺活量、最大分钟通气量、慢肺活量、支气管激发试验、支气管舒张试验等检测项目，可满足基层医院进行疾病诊断、鉴别诊断和疗效评估等需求，并且其操作界面的友好性、易用性、数据存储能力以及资料管理功能等也远优于便携式肺功能仪。近年来，许多便携式肺功能仪器的传感器也配备 USB（或 COM）接口，可以连接到电脑上使用。外出检查时当便携式肺功能仪器使用，回到医院就把它拆出来安装到电脑上，变成台式肺功能仪器使用，实用性十分强。

（3）大型肺功能仪器：大型肺功能仪（图 22-3）占用空间较大、组成构件较多、结构复杂，由主机、体描仪、功率自行车、运动平板等组成，功能齐全，除台式肺功能仪器能够测定的项目以外，还可根据组件的特点测定弥散功能、气道阻力、肺容积和心肺运动功能等项目。虽然其功能强大齐全，但由于价格较为昂贵，一般仅在大医院中应用。

2. 检查主要对象的年龄范围　不同年龄的患者肺功能检

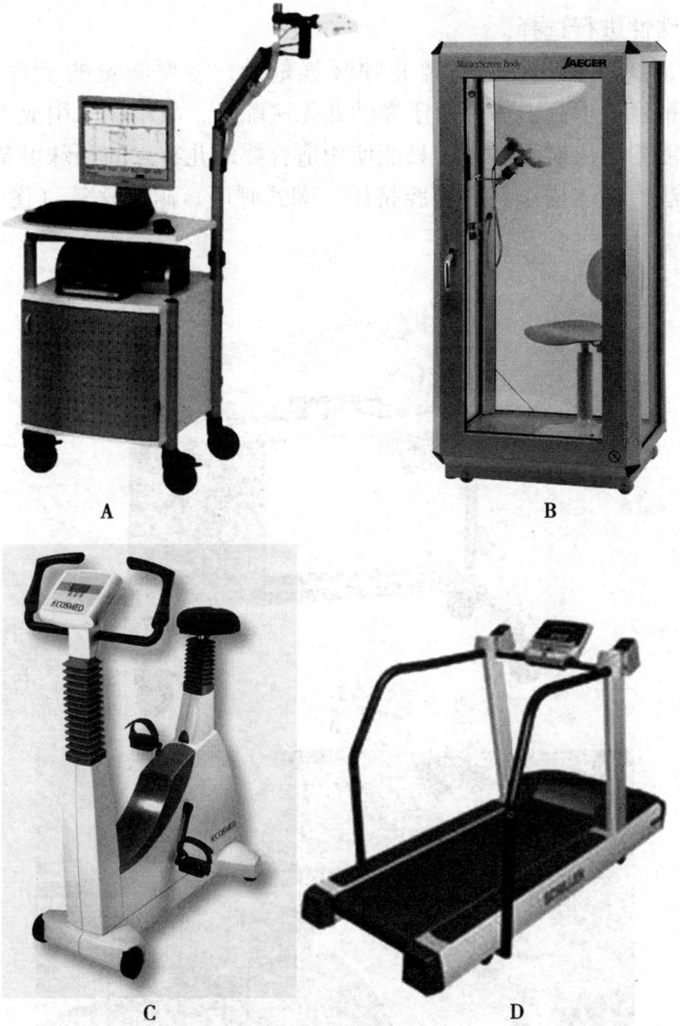

图 22-3　大型肺功能仪器

A. 主机；B. 体描仪；C. 功率自行车；D. 运动平板

查具有不同的特点，购买仪器时需要根据不同年龄患者检查的特殊性进行选择。

（1）婴儿：由于婴儿呼吸气量少，需要测量的量程少，但精度要求高。另外由于婴幼儿无法配合，故不能采用成人肺功能测定仪器和方法，只能使用适合婴幼儿特点的特殊设备和方法，如体描法、胸腹腔挤压、潮式呼吸、阻断法等（图22-4）。

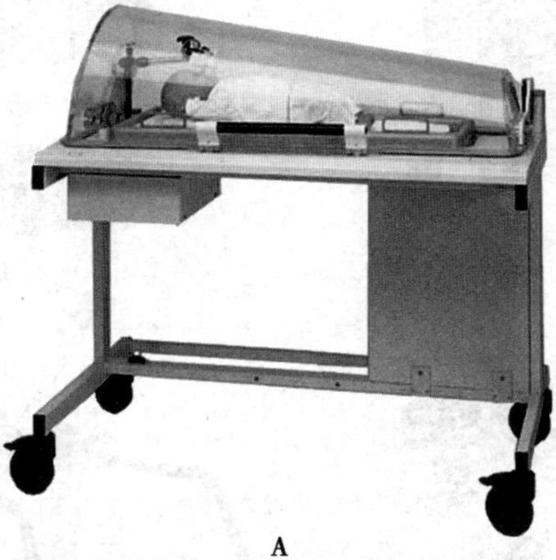

A

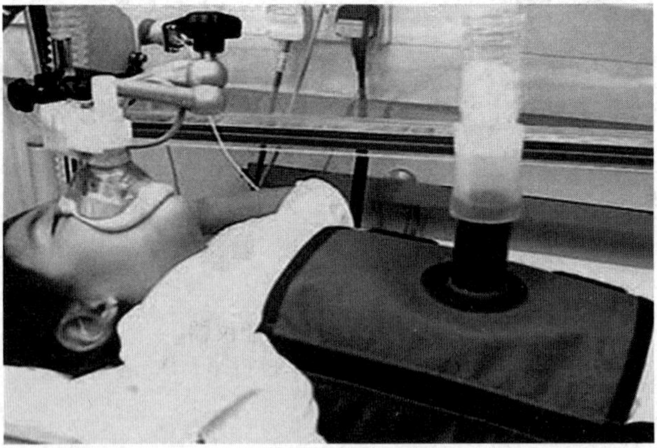

B

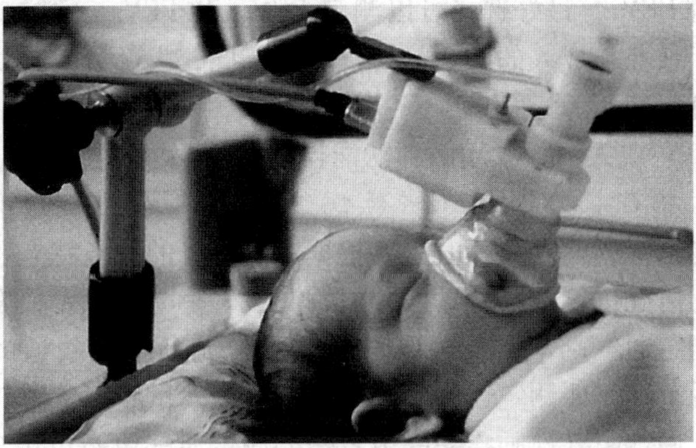

C

图 22-4　婴幼儿肺功能仪器

A. 体描法；B. 胸腹腔挤压法；C. 潮式呼吸法

（2）学龄前儿童：4～5 岁以上小儿可合作进行用力肺活量的动作，但比较好动和情绪化，需要反复教导和激励，可选购检测软件中带有儿童趣味引导动画的肺功能仪器，如吹蜡烛或吹泡泡（图 22-5）；儿童呼吸时间较短，有时不到 1 秒，无

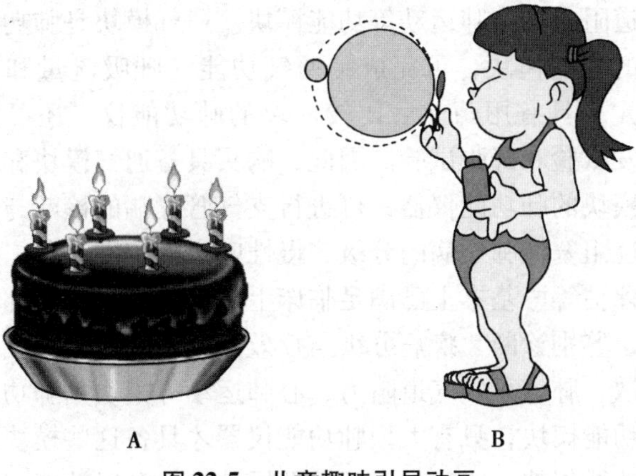

A　　　　　　B

图 22-5　儿童趣味引导动画

A. 吹蜡烛；B. 吹气球

法获得 FEV_1，最好选择可以测定 $FEV_{0.5}$ 和 $FEV_{0.75}$ 的肺功能仪器。年长儿与成人的肺功能检查基本相同，大部分的肺功能仪器都可以使用。

（3）成人：成人用的肺功能仪按常规要求选用。

3. 检查主要应用于什么疾病　不同疾病需要测定不同的肺功能指标，购买仪器时需要根据医院自身的业务特点和主要病源的情况进行选择。一般来说，支气管哮喘的患者，发作期需要测定通气功能和支气管舒张试验以判断阻塞气道的可逆性，缓解期需要测定通气功能和支气管激发试验以了解气道反应性；慢性阻塞性肺疾病的患者需要测定通气功能和支气管舒张试验，以对疾病进行严重程度的分级，部分患者还可能需要测定残气量和弥散功能；慢性咳嗽的患者需要测定通气功能、支气管激发试验或支气管舒张试验，以进行疾病诊断和鉴别诊断；间质性肺疾病的患者需要测定通气功能和弥散容积，以评估肺换气功能；外科手术前的患者需要测定肺通气功能、最大分钟通气量或运动心肺功能，以评估手术和麻醉耐受力。

肺功能仪器根据功能的不同，可分为通气、弥散、肺容积、气道阻力、心肺运动等功能模块。通气模块是肺功能仪器最基本的功能模块，可完成肺通气功能（呼吸流量和容量指标）测定；具有用药前后比较模块的肺功能仪，还可测定支气管激发试验和舒张试验。因此，购买具备通气模块和用药前后比较模块的肺功能仪器，可进行支气管哮喘的诊断与疗效判断、慢性阻塞性肺疾病的分级、慢性咳嗽的鉴别诊断、外科手术风险评估等，基本上已满足临床上呼吸系统常见病和多发病的诊断、鉴别诊断、疾病分级与疗效判断的需要。

弥散、肺容积、气道阻力、心肺运动等模块是肺功能仪器的高级功能模块，只有大型肺功能仪器才具备这些模块。现代大型肺功能仪器一般都具有即插即用的模块升级功能，起初购置仪器时可以只购买基本功能模块，待日后根据业务发展时再添置更多的功能模块，使仪器的功能升级。

（二）肺功能仪器的质量

选购肺功能仪，产品的质量是关键因素之一。要求产品能通过国家和国际权威机构的质量检测，包括对各种传感器的量程、精度、敏感性等的要求。由于我国目前暂无相关指引，建议选购能符合美国胸科学会和欧洲呼吸协会产品质量标准的肺功能仪。

（三）肺功能仪器的性能

肺功能仪检测部件以及支持软件的不同会影响仪器的性能。如流量和（或）容量传感器可以分为容量式、压差式、热敏式、涡轮式、超声式等类型，每一种类型仪器的性能特点、使用寿命、耗材均有所不同，建议选购可连续完成吸气和呼气动作，能实时显示检测曲线并有检查质控显示的肺功能仪。

（四）厂家售后服务与技术支持

肺功能仪器毕竟是电子仪器，需要定期维护保养，或故障检测与维修。因此，选购仪器时，需要考虑仪器生产厂家在国内有无设立技术服务中心、服务范围有无覆盖医院所在城市、国内是否设有专门的仪器零备件仓库和产品维修站、故障检修是否及时、能否定期巡视维护等，购机前应与厂方有所约定。

（五）产品价格

不同公司在研发与生产肺功能仪器的历史、规模、技术先进性和国内外品牌声誉等方面各有千秋，产品价格及性价比等也有一定差异。不同实验室需要根据自身要求和单位经费投入预算，结合产品的性能、价格进行综合考虑，选择适合的肺功能仪器。选购仪器时，仪器的耗材（如流量传感器、气流采样管、气压阀等）也是需要一并考虑进仪器成本的。

二、肺功能仪器附件的配置

除了肺功能仪器的主机以外，还需要配置相关的附件，如定标筒（syringe）、咬嘴（mouthpiece）、鼻夹（nose clip）、呼吸过滤器（filter）等。

（一）定标筒

肺功能仪必须定期进行标化或校准，但有些实验室常忽略了这一点。只有通过定标筒（图 22-6）确证仪器测试正常（误差≤3%），才能用于检查患者。定标筒有 3L、2L、1L 等多种型号，推荐使用 3.000L 的定标筒。

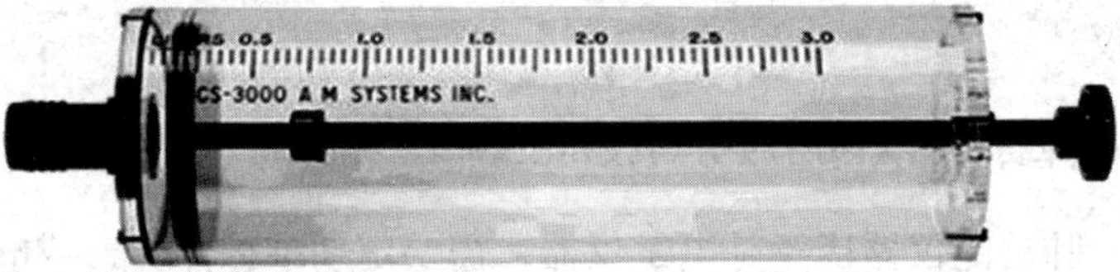

图 22-6　3 升定标筒

（二）接口器

接口器也常称咬嘴，有不同材质、尺寸和形状。材质有纸质、塑胶、硅胶的，适配于不同的仪器。

1. 纸质　常称为纸筒（图 22-7A），直径大小有许多规格，需要根据仪器接口大小选购或定做。有的纸筒带有单向性阀门（图 22-7B），只能向仪器内呼气，防止患者从仪器内吸气，具有一定的预防交叉感染的作用，但不能做吸气肺活量测定，一般只用于基层或流行病学筛查。纸筒为一次性使用，价格便宜是其优点。

2. 塑胶质　塑胶咬嘴（图 22-7C），两端大小不一，大的一端呈圆形，连接到仪器上，小的一端呈扁椭圆形，更接近患者张口时的形状，患者比较容易用口含紧，适用于儿童等口型较小的患者。部分塑胶材质的咬嘴可消毒后重复使用，在基层医院可节约成本。

3. 硅胶质　硅胶咬嘴（图 22-7D）带有突起和挡板，使用时患者需要用牙齿咬住两个突起，挡板置于牙齿和嘴唇之间，然后嘴唇用力包紧胶管，可防止患者嘴角漏气，主要用于配合欠佳、口角易于漏气的患者。

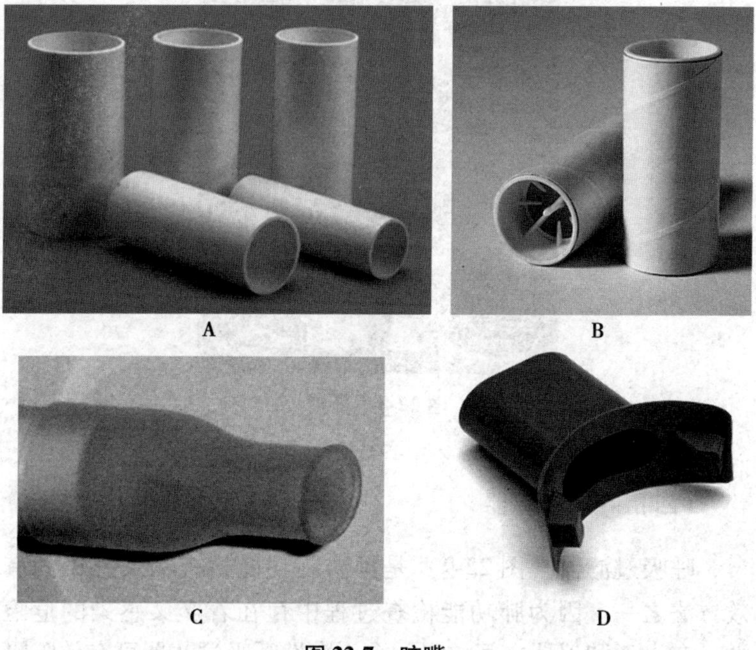

A　B　C　D

图 22-7　咬嘴

A. 纸筒；B. 单向阀门纸筒；C. 塑胶；D. 硅胶

（三）鼻夹

鼻夹（图 22-8）主要用于检查时夹住患者的鼻子，防止其漏气，以免影响测定结果。如果患者配合，可以让患者直接自己用手把鼻子捏紧。如果患者手不方便，如正在打吊瓶；或者患者配合欠佳，自己捏住的时候总是会不经意地松开手，这些情况下均可使用鼻夹。但使用时应注意观察有无松脱现象，可垫一块纱布或纸巾，增加摩擦力，有助于防止松脱。

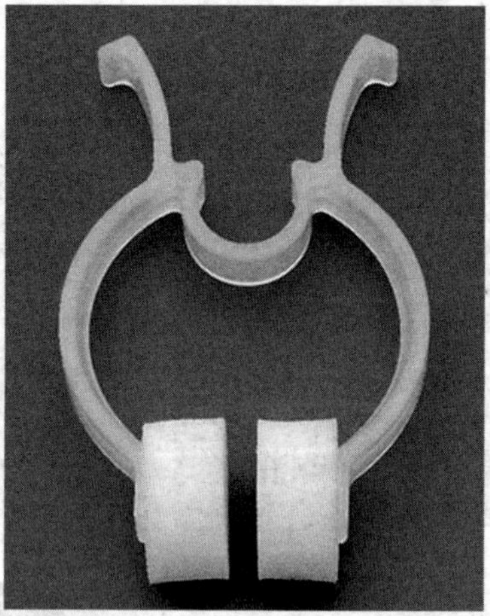

图 22-8　鼻夹

（四）呼吸过滤器

呼吸过滤器（图 22-9）是预防肺功能检查交叉感染的有效方法之一。因为肺功能检查过程中存在着交叉感染的危险性，在患者和仪器之间放置一个一次性呼吸过滤器可有效阻隔患者呼出气体中的细菌和病毒，既可保护仪器，同时又可保护患者，预防交叉感染。

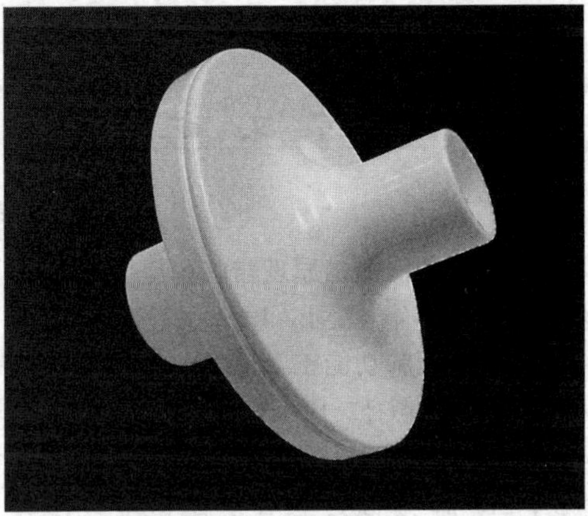

图 22-9　呼吸过滤器

了解各种肺功能仪器及其配件的技术特点和产品的规格、型号和性能，有助于临床工作者根据自己的业务特色和拟开展的项目，有的放矢，合理地选择恰当的检查仪器及仪器的配置，充分利用产品的功能，节约费用，同时也有利于检查仪器的维护保养。

（高　怡）

参 考 文 献

1. 穆魁津，林友华．肺功能测定原理与临床应用．北京：北京医科大学中国协和医科大学联合出版社，1992.
2. 穆魁津，刘世琬．全国肺功能正常值汇编．北京：北京医科大学中国协和医科大学联合出版社，1990.
3. 朱蕾,刘又宁,于润江.临床肺功能.北京:人民卫生出版社,2004.
4. 郑劲平，陈荣昌．肺功能学-基础与临床．广东：广东科技出版社，2007.
5. 郑劲平．肺功能检查//钟南山，王辰主编．呼吸内科学．北京：人民卫生出版社，2008：500-524.
6. 郑劲平，钟南山．Normative values for pulmonary function testing in Chinese adults．Chin Med J，2002，115：50-54.
7. 郑劲平，李敏然，安嘉颖，等．少年儿童肺通气功能正常值与预计方程式．中华儿科杂志，2002，40（2）：103-106.
8. 郑劲平．我国肺功能应用现状调查和分析．中华呼吸结核杂志，2002，25（2）：69-73.
9. 郑劲平，李敏然，安嘉颖，等．187 例咳喘老年人的气道高反应性测定．中华老年医学杂志，2002，21（2）：96-98.
10. 郑劲平．关于制定我国用力肺功能检测质量控制指引的建议．中华结核和呼吸杂志，2004，27：716-717.
11. 张清玲，郑劲平，等．深圳地区学龄前儿童用力肺活量测定的可行性及正常预计值公式．中华儿科杂志，2005，43（1）：843-848.
12. 张清玲，郑劲平，袁本通，等．学龄前儿童用力肺活量测定的质量控制分析．中国实用儿科杂志，2006，21（4）：259-264.
13. 张清玲，郑劲平．学龄前儿童用力肺活量检测的研究进展．国际呼吸杂志，2006，26（1）：67-69.
14. 高怡，郑劲平．呼吸过滤器对肺通气功能检查结果的影响．国际呼吸杂志，2006，26（1）：4-7.

15. 高怡，郑劲平. 呼吸过滤器在肺功能实验室中的应用. 国际呼吸杂志，2006，26（11）：825-829.

16. 高怡，郑劲平. 肺功能检查的感染预防与控制. 中华结核和呼吸杂志，2005，28（7）：486-488.

17. 高怡，郑劲平. 适宜农村的肺功能检查术. 中国乡村医药杂志，2008，15（8）：8.

18. American Thoracic Society. Standardization of spirometry-1994 update. Am J Respir Crit Care Med，1995，152：1107-1136.

19. American Thoracic Society. Guidelines for Methacholine and Exercise Challenge Testing-1999. Am J Respir Crit Care Med，2000，161：309-329.

20. Miller MR，Crapo R，Hankinson J，et al. Series ‘ATS/ERS Task Force：Standardisation of lung function testing’ #1：General considerations for lung function testing. Eur Respir J，2005，26：153-161.

21. Miller MR，Hankinson J，Brusasco V. Series ‘ATS/ERS Task Force：Standardisation of lung function testing’ #2：Standardisation of spirometry. Eur Respir J，2005，26：319-338.

22. Wanger J，Clausen JL，Coates A，et al. Series ‘ATS/ERS Task Force：Standardisation of lung function testing’ #3：Standardisation of the measurement of lung volumes. Eur Respir J，2005，26：511-522.

23. Maclntyre N，Crapo RO，Viegi G，et al. Series ‘ATS/ERS Task Force：Standardisation of lung function testing’ #4：Standardisation of the single-breath determination of carbon monoxide uptake in the lung，Eur Respir J，2005，26：720-735.

24. Pellegrino R，Viegi G，Brusasco V. Series ‘ATS/ERS Task Force：Standardisation of lung function testing’ #5：Interpretative strategies for lung function tests. Eur Respir J，2005，26：948-968.

25. American Thoracic Society. European Respiratory Society Statement：Pulmonary Function Testing in Preschool Children. Am J Respir Crit Care Med，2007，175：1304-1345.

附录一　常用肺功能词汇英中文对照

一、肺容积和容量（lung volume and capacity）

缩写	单位	英文名词	中文名词
	L	basal lung volume	基础肺容积
	L	basal lung capacity	基础肺容量
		body plethysmograph	人体容积描记法(体描法)
ERV	L	expiratory reserve volume	补呼气容积
FRC	L	functional residual capacity	功能残气量
IC	L	inspiratory capacity	深吸气量
IRV	L	inspiratory reserve volume	补吸气容积
IV，V_I	L	inspiratory volume	吸气容积
RV	L	residual volume	残气容积
TLC	L	total lung capacity	肺总量
RV/TLC	%	Ratio of residual volume to total lung capacity	残气量与肺总量百分比
V_E	L	expiratory breathing volume	呼气容积
V_I	L	inspiratory breathing volume	吸气容积
V_L	L	lung volume	肺容积
VC	L	vital capacity	肺活量
Vt，VT	L	tidal volume	潮气容积、潮气量

二、通气功能（ventilation function）

缩写	单位	英文名词	中文名词
exp		expiratory	呼气
FEF	L/s	forced expiratory flow	用力呼气流量
$FEF_{25\%}$，$\dot{V}_{75}$	L/s	forced expired flow at 25% of FVC	用力呼出25%肺活量的呼气流量
$FEF_{50\%}$，$\dot{V}_{50}$	L/s	forced expired flow at 50% of FVC	用力呼出50%肺活量的呼气流量
$FEF_{75\%}$，$\dot{V}_{25}$	L/s	forced expired flow at 75% of FVC	用力呼出75%肺活量的呼气流量
$FEF_{25\%\sim75\%}$，MMEF	L/s	forced expiratory flow from 25% ~ 75% of FVC	呼出气体25% ~75%肺容积的平均流量
$FEF_{200\sim1200}$	L/s	forced expiratory flow from 200 ~ 1200ml	起始用力呼气200 ~ 1200ml的平均流量
$FEF_{50\%}/FIF_{50\%}$	%	forced expiratory flow to forced inspiratory flow ratio at 50% of the FVC	50%肺活量位时呼气流量与吸气流量之比
$FET_{100\%}$	s	forced expiratory time to reach 100% of FVC	呼出全部气体所需时间
FEVx	L	forced expired volume in x second	X秒用力呼气容积,X秒量
FEV_1,FEV_1	L	forced expired volume in one second	第1秒用力呼气容积,1秒量
FEV_6,FEV_6	L	forced expired volume in six seconds	第6秒用力呼气容积,6秒量

续表

缩写	单位	英文名词	中文名词
FEV_1/FVC	%	forced expired volume in one second to forced vital capacity ratio	第1秒用力呼气容积占肺活量比值,1秒率
$FIF_{50\%}$	L/s	forced inspiratory flow at 50% of the FVC	肺活量50%时用力吸气流量
FIV	L	forced inspiratory volume	用力吸气容积
FIV_1	L	forced inspiratory volume in one second	1秒用力吸气容积
FIVC	L	forced inspired vital capacity	用力吸气肺活量
F-V curve		flow-volume curve, flow-volume loop	流量-容积曲线,流量容积环
FVC	L	forced vital capacity	用力肺活量
MBC	L	maximal breathing capacity	最大通气量
MEF	L/s	maximal expiratory flow	最大呼气流量
MEFV	L	maximal expiratory flow-volume curve	最大呼气流量-容积曲线
MIFV	L	maximal inspiratory flow-volume curve	最大吸气流量-容积曲线
MMEF, $FEF_{25\%\sim75\%}$	L/s	maximal mid-expiratory flow	最大呼气中段流量
MVV	L	maximal voluntary ventilation	最大自主通气量
MV, VE	L	minute ventilation	分钟通气量
PEF	L/s L/min	peak expiratory flow	最大呼气流量,最高呼气流量、呼气峰流量
PEFR	%	peak expiratory flow rate	呼气峰流量变异率
PIF	L/min; L/s	peak inspiratory flow	吸气峰流量

续表

缩写	单位	英文名词	中文名词
TVC	L	timed vital capacity	时间肺活量
T-V curre	L	time-volume curve	时间-容积曲线
$\dot{V}_{25}$, $FEF_{75\%}$	L	maximal expiratory flow in 25% vital capacity	25%肺活量最大呼气流量
$\dot{V}_{50}$, $FEF_{50\%}$	L	maximal expiratory flow in 50% vital capacity	50%肺活量最大呼气流量
$\dot{V}_{75}$, $FEF_{25\%}$	L	maximal expiratory flow in 75% vital capacity	75%肺活量最大呼气流量
Vext	L	volume of back extrapolation	外推容量

三、气道反应性检查

缩写	单位	英文名词	中文名词
AR		airway responsiveness; airway reactivity	气道反应性
AHR		airway hyperresponsiveness; airway hyperreactivity	气道高反应性
BDT		bronchial dilation test	支气管舒张试验、支气管扩张试验
BPT		bronchial provocation test, bronchial challenge test	支气管激发试验
PC	μmol/ml mg/ml	provoking concentration	激发浓度

续表

缩写	单位	英文名词	中文名词
$PC_{20}FEV_1$	μmol/ml mg/ml	provoking concentration which make FEV_1 reduce 20%	使 FEV_1 下降 20% 的激发浓度
PD	mmol mg	provoking dose	激发剂量
$PD_{20}FEV_1$	mmol mg	provoking dosage which make FEV_1 reduce 20%	使 FEV_1 下降 20% 的激发剂量

附录二　肺功能检查知情同意书（参考模板）

肺功能检查是呼吸系统疾病最常用的功能诊断方法之一，它适于对肺及气道的病变、功能状态、病变部位等进行早期诊断；鉴别呼吸困难的原因；评估病情及预后；评定药物治疗的临床疗效；评估肺功能对手术的耐受力或劳动强度耐受力；危重患者的监护。

鉴于患者的病情，现需要进行肺功能检查，医师根据您的病情已选择相应的检查项目。由于每天进行该检查的患者较多，故您需先预约检查时间，按时前来检查。因检查过程需要患者的主动配合，且每位患者的检查项目不同，所以每位患者检查所需时间各异，请您当天报到时，在报到处插单、排队，在室外静候医师安排。

为了使您尽快掌握检查方法，正确配合医师的操作，获得可靠的结果，请您按如下要求进行准备：

➢ 练习用口：深吸气后，再快速用力（暴发力）吹气并持续吹气6秒不中断的动作（如：吹蜡烛）。

➢ 有些项目（支气管激发试验、支气管扩张试验）需按医嘱要求停用相应支气管扩张剂，如茶碱类、β_2受体激动剂、激素类、抗过敏药等，如不明白请向医师咨询。

➢ 当天可以如常进食早餐。

虽然肺功能检查是无创性的诊断方法，但也有相对的禁忌证及注意事项：

➢ 近周内有大咯血、气胸、巨大肺大泡且不准备手术者、心功能不稳定者，慎作需用力呼气的肺功能检查。

➢ 支气管扩张剂过敏者禁用该扩张剂。

➢ 喉头或声带水肿、中度或以上通气功能异常者禁作支气管激发试验。

➢ 有些项目（如支气管扩张试验、支气管激发试验等）会引起一些不良反应和意外的发生，包括：咳嗽、胸闷、气促、喘鸣、心悸、轻微手颤、声嘶、咽痛、头晕、头痛、面红等，但上述不良反应一般可经药物治疗或休息后自行缓解，肺功能室对预防和处理不良反应及意外事件已做好相应的准备工作。

患者和监护人已完全明白、理解以上告知内容，并同意进行肺功能检查及在发生各种不良反应或意外事件时医师进行相应的处理。

患者或监护人签名：______　　主诊医师签名：______
家属与监护人关系：______
时间：____年__月__日　　时间：____年__月__日

附录三 肺功能检查申请单
（参考模板）

肺功能号：______

预约时间：____年____月____日____时—____时（因检查需患者配合，有可能未能按时检查，敬请谅解）

姓名：________ 性别：男/女 出生日期：____年____月____日

身高（cm）：______ 体重（kg）：______ 职业：______ 联系电话：______

申请科别：门诊：______ 科/病房：______区______床 门诊号/住院号：________

曾在本院肺功能检查吗？否____，是____，检查日期______年____月____日

病史：

■ 咳嗽：无__有__，已患时间____年__月

是否经常深夜或早晨咳嗽？是__否__

■ 咳痰：无__有__，痰颜色________

■ 气促：无__有__，已患时间____年__月

级别____（请按以下标准）

1. 能在平地以正常同龄人速度行走，但在上楼或爬山时则不能；
2. 不能在平地以正常同龄人速度行走，但可自行长距离行走；
3. 不能在平地行走超过100m；
4. 轻微活动或安静状态有气促。

■ 喘息：无__有__，已患时间____年__月

■ 吸烟史：无__或 现有__，__包/天，____年

曾有__，__包/天，___年，已戒烟___年

■ 既往呼吸病史（包括胸外伤或手术史）：

____

■ 心血管病史：____________

■ 过敏史：____________

■ 曾有否因接触污染气体、灰尘或天气转变而影响呼吸：无______ 有______

■ 痰结核菌培养结果：阴性____ 阳性____

■ 既往手术史：________

临床诊断：（请选择打√）：

1. 哮喘 2. 慢性阻塞性肺病 3. 肺间质性疾病 4. 肺结核 5. 肺部肿物

6. 肺大泡 7. 肺部感染 8. 主支气管狭窄 9. 气胸 10. 咳嗽查因

11. 气促查因 12. 其他：________________

拟行手术名称（包括部位和术式）：________________

近期使用药物情况：

■ 支气管扩张剂：无____ 有____ 药名________，最后一次使用时间________

■ 抗 过 敏 药：无____ 有____ 药名________，最后一次使用时间________

■ 其 他 药 物：________________

最近胸片结果：（____年__月__日；胸片号：________）

____

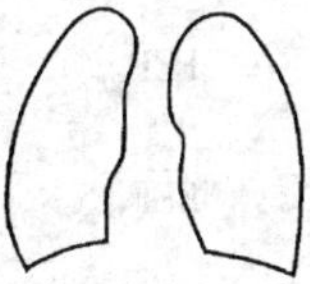

其他检查结果：________________________

肺功能检查项目（请选择打√）：

1. 通气功能检查
2. 弥散功能检查
（若有血常规请填写 Hb ____）
3. 残气容积检查
4. 支气管激发试验
5. 支气管舒张试验
6. 运动心肺功能检查
7. 运动激发试验
8. 气道阻力检查
9. 强迫振荡肺功能检查
10. 咳嗽敏感性试验
11. 其他：

申请医师签名：________ **申请日期：**____年__月__日

附录四　我国肺功能正常值

（摘自《全国肺功能正常值汇编》）

一、华北地区（男 394 例，女 371 例；年龄 15～69 岁）

指标	性别	回归方程式
FVC	男	$-3.8724-0.0223\times A+0.0480\times H+0.0129\times W$
	女	$-3.9536-0.0140\times A+0.0448\times H+0.0088\times W$
FEV_1	男	$-2.9624-0.0246\times A+0.0418\times H+0.0065\times W$
	女	$-2.9907-0.0166\times A+0.0400\times H$
$FEV_1\%$	男	$96.8643-0.1444\times A-0.0969\times W$
	女	$102.6380-0.1493\times A-0.1714\times W$
MMEF	男	$-2.2502-0.0343\times A+0.0438\times H$
	女	$0.0859-0.0262\times A+0.0310\times H-0.0129\times W$
MVV	男	$-83.8558-0.8036\times A+1.3366\times H+0.3236\times W$
	女	$-58.0497-0.4677\times A+0.9651\times H+0.3570\times W$
PEF	男	$-5.5084+0.0849\times H$
	女	$-1.8791-0.0066\times A+0.0453\times H+0.0229\times W$
$FEF_{25\%}$	男	$-1.1228-0.0082\times A+0.0380\times H+0.0323\times W$
	女	$-0.7427-0.0079\times A+0.0413\times H$
$FEF_{50\%}$	男	$-0.9998-0.0288\times A+0.0310\times H+0.0152\times W$
	女	$1.4492-0.0211\times A+0.0183\times H$
$FEF_{75\%}$	男	$-2.3141-0.0274\times A+0.0340\times H-0.0113\times W$
	女	$-1.6500-0.0196\times A+0.0301\times H-0.0174\times W$
$FEF_{50\%}/FEF_{75\%}$	男	$5.0530+0.0291\times A-0.0276\times H+0.0189\times W$
	女	$5.1154+0.0259\times A-0.0270\times H+0.0161\times W$

A：年龄（岁）；H：身高（cm）；W：体重（kg）

（刘世琬　孙可谆等）

二、东北地区(男547例,女571例)

指标	性别	回归方程式
FVC	男	$-4272.99-19.5309\times A+50.2363\times H+10.4591\times W$
	女	$-2116.151-13.8981\times A+30.4731\times H+15.1078\times W$
FEV_1	男	$-2053.988-26.9245\times A+35.9859\times H+7.2035\times W$
	女	$-1492.262-20.5568\times A+27.1741\times H+9.7343\times W$
$FEV_1\%$	男	$120.2917-0.2775\times A-0.1408\times H-0.0338\times W$
	女	$108.248-0.2814\times A-0.0403\times H-0.1090\times W$
MMEF	男	$2149.073-48.3077\times A+16.9713\times H+10.1075\times W$
	女	$1675.983-40.9091\times A+14.6842\times H+11.5936\times W$
MVV	男	$-2.1873-0.5967\times A+0.6551\times H+0.3000\times W$
	女	$-44.3743-0.3022\times A+0.7874\times H+0.2145\times W$
PEF	男	$-1098.223-18.3588\times A+44.6146\times H+28.7034\times W$
	女	$-1747.883-9.5951\times A+42.0696\times H+20.3649\times W$
$FEF_{25\%}$	男	$1563.974-25.7339\times A+24.0860\times H+31.9800\times W$
	女	$-1555.3-9.8642\times A+40.1454\times H+17.1576\times W$
$FEF_{50\%}$	男	$3168.256-39.9821\times A+6.9164\times H+22.1629\times W$
	女	$-422.5818-23.4346\times A+24.5967\times H+16.7905\times W$
$FEF_{75\%}$	男	$1502.12-30.6604\times A+8.2688\times H+2.3967\times W$
	女	$-234.8757-22.7318\times A+17.7435\times H-3.1291\times W$
$FEF_{50\%}/FEF_{75\%}$	男	$1.2094+0.0208\times A+0.0012\times H+0.0032\times W$
	女	$2.0813+0.0184\times A-0.0072\times H+0.0140\times W$

A:年龄(岁);H:身高(cm);W:体重(kg)

（刘国华　马晓春）

三、西北地区（男846例，女583例；年龄：18～78岁）

指标	性别	回归方程式
FVC	男	$-2.3061-0.0274\times A+0.0447\times H$
	女	$-3.2835-0.0188\times A+0.0444\times H$
$FEV_1\%$	男	$92.8848-0.1594\times A$
	女	$94.4040-0.2200\times A$
MMEF	男	$1.4084-0.0438\times A+0.0241\times H$
	女	$0.2748-0.0322\times A+0.0255\times H$
MVV	男	$114.6887-1.1609\times A+30.9641\times BSA$
	女	$55.1767-0.9223\times A+44.1946\times BSA$
PEF	男	$-2.3603-0.0474\times A+0.0728\times H$
$FEF_{25\%}$	男	$1.6608-0.0343\times A+0.0371\times H$
	女	$-1.5670-0.0142\times A+0.0438\times H$
$FEF_{50\%}$	男	$1.8935-0.0331\times A+0.0205\times H$
	女	$0.8657-0.0222\times A+0.0211\times H$
$FEF_{75\%}$	男	$1.4457-0.0318\times A+0.0092\times H$
	女	$0.4899-0.0251\times A+0.0122\times H$
$FEF_{50\%}/FEF_{75\%}$	男	$0.3154+0.0376\times A+0.0051\times H$
	女	$3.9346+0.0384\times A-0.0181\times H$

A：年龄（岁）；H：身高（cm）；W：体重（kg）；BSA：体表面积（m^2）

（孙滨　李润华等）

四、西南地区(男414例,女200例;年龄:17~78岁)

指标	性别	回归方程式
FVC	男	$-4.7766-0.0219\times A+5.8139\times H$
	女	$-2.0625-0.0167\times A+3.4905\times H+0.0054\times W$
FEV_1	男	$-1.9611-0.0288\times A+3.7928\times H$
	女	$-0.5237-0.0218\times A+2.2994\times H+0.0044\times W$
$FEV_1\%$	男	$113.445-0.2812\times A-13.5785\times H$
	女	$95.7644-0.2783\times A-0.0697\times H\times W$
MMEF	男	$3.9150-0.0556\times A+1.4049\times H$
	女	$2.0113-0.0425\times A+1.5021\times H^2$
PEF	男	$-7.3777+9.0993\times H$
	女	$-3.8547+6.2890\times H$
$FEF_{25\%}$	男	$-5.6379+7.2397\times H$
	女	$-3.5903+5.4901\times H$
$FEF_{50\%}$	男	$2.1466-0.0370\times A+1.8210\times H^2$
	女	$0.00363-0.0223\times A+2.1362\times H+0.0108\times W$
$FEF_{75\%}$	男	$0.6723-0.0368\times A+1.5029\times H-0.0065\times W$
	女	$-1.1855-0.0344\times A+1.9057\times H-0.0095\times W$
$FEF_{50\%}/FEF_{75\%}$	男	$7.4361+0.696\times A-4.7715\times H+0.0201\times W$
	女	$-0.7271+0.0777\times A+0.0206\times W$
MVV	男	$-40.8049-0.8851\times A+119.933\times H$
	女	$-42.3120-0.6164\times A+98.8571\times H$

A:年龄(岁);H:身高(m);W:体重(kg)

(贾巨才　毛宝龄等)

五、华东地区(男160例,女170例;年龄:15~69岁)

指标	性别	回归方程式
FVC	男	$-4.33058-0.01326\times A+0.04669\times H+0.01664\times W$
	女	$-4.79287-0.01326\times A+0.04669\times H+0.01664\times W$
FEV_1	男	$-3.65523-0.01850\times A+0.04283\times H+0.009228832\times W$
	女	$-4.04947-0.01850\times A+0.04283\times H+0.009228832\times W$
$FEV_1\%$		$98.90196-0.21775\times A-0.10985\times W$
MMEF		$-5.52806-0.02746\times A+0.06046\times H$
MVV	男	$-105.17032-0.54786\times A+1.23281\times H+0.74633\times W$
	女	$-124.80872-0.54786\times A+1.23281\times H+0.74633\times W$
PEF	男	$-7.24387+0.08686\times H+0.02496\times W$
	女	$-8.81666+0.08686\times H+0.02496\times W$
$FEF_{25\%}$	男	$-6.48183+0.08387\times H$
	女	$-7.55562+0.08387\times H$
$FEF_{50\%}$	男	$-3.63657-0.02103\times A+0.05457\times H$
	女	$-4.04292-0.02103\times A+0.05457\times H$
$FEF_{75\%}$		$-2.69968-0.02779\times A+0.03411\times H$

A:年龄(岁);H:身高(cm);W:体重(kg)

(朱希　李华德等)

六、华南地区(男343例,女477例;年龄:15~76岁)

指标	性别	回归方程式
FVC	男	$-1.190-0.024\times A+0.032\times H+0.010\times W$
	女	$-1.355-0.017\times A+0.029\times H+0.006\times W$
FEV_1	男	$-1.087-0.029\times A+0.033\times H$
	女	$-0.753-0.022\times A+0.026\times H$
$FEV_1\%$	男	$88.44-0.266\times A+0.031\times H$
	女	$102.5-0.303\times A-0.041\times H$
MMEF	男	$-2.371-0.052\times A+0.048\times H$
	女	$0.538-0.039\times A+0.025\times H$
$FEF_{25\%}$	男	$0.346-0.039\times A+0.019\times H$
	女	$0.708-0.031\times A+0.036\times H$
$FEF_{50\%}$	男	$-0.815-0.045\times A+0.041\times H$
	女	$2.889-0.031\times A+0.014\times H$
$FEF_{75\%}$	男	$-3.75+0.00006\times H^2+5.54700\times e^{-A/100}$
	女	$-0.232+0.00008\times H^2-0.85146\times LnW+4.33468\times e^{-A/100}$
PEF	男	$-0.789-0.023\times A+0.058\times H$
	女	$1.592-0.022\times A+0.033\times H$
MVV	男	$-1283.213-0.01369\times A^2+281.50181\times LnH$
	女	$82.991-0.02664\times A^2+0.01004\times A\times H$

A:年龄(岁);H:身高(cm);W:体重(kg)

(侯恕　张宇光等)